护理专业学生综合实践能力培养系列教程

老年护理学
综合实践能力训练教程

LAONIAN HULIXUE
ZONGHE SHIJIAN NENGLI XUNLIAN JIAOCHENG

主编　张俊梅

郑州大学出版社
郑州

图书在版编目(CIP)数据

老年护理学综合实践能力训练教程/张俊梅主编.
—郑州:郑州大学出版社,2020.3
护理专业学生综合实践能力培养系列教程
ISBN 978-7-5645-6763-7

Ⅰ.①老…　Ⅱ.①张…　Ⅲ.①老年医学-护理学-高等学校-教材　Ⅳ.①R473.59

中国版本图书馆 CIP 数据核字 (2019)第 202916 号

郑州大学出版社出版发行
郑州市大学路 40 号　　邮政编码:450052
出版人:孙保营　　发行电话:0371-66966070
全国新华书店经销
郑州龙洋印务有限公司印制
开本:787 mm×1 092 mm　1/16
印张:6.5
字数:160 千字
版次:2020 年 3 月第 1 版　　印次:2020 年 3 月第 1 次印刷

书号:ISBN 978-7-5645-6763-7　　定价:29.00 元

编审委员会名单

陈长英 郑州大学护理与健康学院

王丙申 郑州大学护理与健康学院

刘延锦 郑州大学第一附属医院

张红梅 河南省人民医院

张　艳 郑州大学护理与健康学院

编委名单

主　编　张俊梅

副主编　刘腊梅　郭园丽

编　委　（以姓氏笔画为序）

王　丽　河南省人民医院
王彦艳　郑州大学第一附属医院
元　峥　郑州大学第一附属医院
师思源　郑州大学第一附属医院
刘　彦　河南省人民医院
刘腊梅　郑州大学护理与健康学院
杨　莹　郑州大学第一附属医院
张俊梅　河南省人民医院
张晓利　河南省人民医院
虎　婕　郑州大学第一附属医院
郭园丽　郑州大学第一附属医院
蒋秋焕　河南省人民医院
路俊英　河南省人民医院
潘卫宇　河南省人民医院
魏亚楠　河南省人民医院

秘　书　潘卫宇　河南省人民医院

编写说明

为深入贯彻新时代高等教育“以本为本”、推进“四个回归”的政策精神，全面振兴护理本科教育，落实郑州大学“加强通识、夯实基础、强化实践、激励创新”的本科人才培养途径，在郑州大学出版社苗萱主任的倡议、鼓励和有力推进下，郑州大学护理与健康学院结合近年护理学专业教育发展的特点，针对“本科临床实践能力相对薄弱、临床思维训练不足”的问题，组织郑州大学护理学科中的骨干人才参与编写“护理专业学生综合实践能力培养系列教程”丛书，拟全方位改革实验实践教学体系，尽快提升护理专业学生、新入职护士的护理临床综合实践能力。

该丛书的编写得到郑州大学护理与健康学院、郑州大学第一附属医院、第二附属医院、第三附属医院、第五附属医院、郑州大学附属人民医院（河南省人民医院）、附属中心医院护理部领导及部分专科护士长们的大力支持，各位编委们认真讨论操作细节、案例编制，精心设计操作图片，为丛书出版付出大量心血。该丛书是郑州大学护理学科临床与教学团队的智慧结晶，也是信息技术与实验教学融合渗透发展的体现。经过多轮讨论，将临床最新护理技术操作流程编写到丛书中，并附上了评分标准。

本丛书最大的特色在于：设置案例引导学生建立临床科研思维模式，并依据教育部《护理专业教学质量标准》的要求，增加了护理研究综合实验设计内容，引导学生进阶式开展科研实践见习、实习反思。此外，依据前期对学生的实验实践教学现状调查及征求学生意见，将在校实训与校外实习、见习内容衔接，体现护理技术操作、临床思维训练“一本通”特点。因此，本丛书也可供在校生、在岗护理人员参考。

鉴于丛书编写时间短，参编人员精力有限，可能在具体编写过程中还有部分细节有纰漏，欢迎广大读者积极提出宝贵的修改建议，编委会全体成员将衷心感谢读者的关注，并愿意修订丛书，为促进郑州大学“双一流”高校建设做出应有贡献。

编委会

2019 年 8 月 28 日

前言

《老年护理学综合实践能力训练教程》是“护理专业学生综合实践能力培养系列教程”中的一本。该教程以《老年护理学》教材内容为基础，根据临床最新研究进展，参考国内外权威著作及前沿文献资料，结合信息化、多媒体的发展，组织全省资深老年护理专家编写而成。本教程将基础护理技术与临床护理实践能力有机融合，重点提高护理专业学生临床实践能力、沟通能力、评判性思维能力等，以培养符合医院需求的实用型人才。

该教程结合我国老年护理学现状，以老年人健康为中心、护理程序为框架，分为技能型实验、综合型实验，系统介绍了老年人的日常生活护理、老年人常见健康问题与护理、老年人常见疾病与护理。每个实验均有病例导入，要求学生根据患者病情变化进行情景模拟，内容涵盖实验准备、操作步骤、操作流程图、注意事项、操作图片(以二维码形式展示)、操作评分标准等内容，均侧重通过评估为老年人提供具体可操作的护理实践，内容贴近临床护理需求，重点培养学生临床思维能力和创新能力，丰富专业专科护理内涵。在内容编排上，图文并茂、层次清晰、重点突出，方便学生查阅。每项实践后设有选择题及评判性思考，便于学生对所学知识进行检验与反馈。

本书在编写过程中得到了河南省人民医院、郑州大学护理与健康学院、郑州大学第一附属医院各级领导的关心和大力支持，同时也得到了编者所在校、院医护教师的无私帮助，书中部分医疗、护理内容及图表参考了不同版本的著作，在此深表谢意！限于编者能力及时间有限，虽反复斟酌、修改，仍难免有疏漏之处，恳请广大师生给予及时指正。

张俊梅

2019 年 4 月

目录

模块一 老年人的日常生活护理

项目一　老年人日常生活活动指导训练技术

任务一　老年人经口进食指导训练技术

【实验学时】

2 学时。

【实验类型】

技能型实验。

【学习目标】

1. 掌握老年人经口进食的评估与照护技术。
2. 了解老年人的进食原则及营养目标。
3. 能及时、恰当地与老年人及家属沟通，实施健康宣教，体现人文关怀。

【实验目的】

1. 协助自理、部分自理老年人经口进食。
2. 指导老年人进食原则及注意事项。

【临床案例】

患者，李××，男，75 岁，以“发热、咳嗽 1 d 余”为主诉入院，入院后经过 4 d 的抗感染治疗，体温降至正常，咳嗽、咳痰症状较前减轻。第 5 天，老年人在吃晚饭过程中，突然出现呛咳，立即用手指将口腔内食物取出，叩击背部。

请问：在日常生活照顾中，如何指导李先生经口进食？

【实验准备】

1. 护士准备：着装整洁，洗手。
2. 物品准备
(1)餐具的选择：方便老年人拿握，汤匙选择约 5 mL 容量，匙柄长而粗不易黏上食物,水杯选择广口,碗选择广口平底,准备防滑垫。

(2)餐椅的选择:餐椅扶手高度与老年人自然垂肩时手肘平齐,餐桌高度与上臂外展45°时肘关节平齐。

(3)食物的选择:软食、干净、清淡、无骨无刺、种类齐全、搭配合理,食物的温度为38 ~42 ℃。首选糊状或浓流质食物;稀流质的食物主要是为了保证老年人需要的水分和服药,为了减少误吸,可以用食物增稠剂来调制液体,将其变成浓流质;尽量不食花生米等圆形坚果。①稀流质:如水、牛奶、果汁。②浓流质:如酸奶、蜂蜜。③糊状:如米糊、藕粉糊、肉泥、鸡蛋羹。④半固体:如烂面条、软面包。⑤固体:如饼干、水果。

3. 环境的准备:安静舒适,关闭电视等,不聊天,集中精力进食,协助老年人如厕、洗手。

【操作步骤】

参考解释语:

李先生,您好,今天感觉怎么样?到吃饭的时间了,您有没有什么想吃的食物?我帮您准备,您看,鸡蛋羹和米糊可以吗?(李先生:好的。)您需要去厕所吗?不去的话,我们开始吃饭吧!先把电视关了,一会儿吃完饭您再看,可以吗?

一、操作前评估、与老年人沟通

评估老年人经口进食能力:是否能拿握餐具,饮水有无呛咳,一口饭完全咽下需吞咽的次数。

参考解释语:

李先生,现在我们开始吃饭了,您可以把假牙和围裙戴上,请您坐的时候身体稍微前倾,坐在椅子靠后位置,您吃的时候一定要细嚼慢咽,上一口食物完全咽下后再进食第二口,如果需要我帮助请您告诉我。

二、进食过程中的照护要点

1. 鼓励老年人自己进食。

2. 体位:坐位或半坐位,保持上身直立,身体稍微前倾,坐于椅子2/3 以上位置。

3. 进食前准备:需要义齿者协助佩戴义齿,将围裙系于老年人胸前;为老年人分食,大块或有刺有骨食物,协助老年人去骨去刺并撕成小块;将餐具置于易于取放位置。

4. 进食过程:小口进食,细嚼慢咽,保证老年人完全咽下上一口食物后再进食第二口,进食2 ~3 口固体食物后,应给予1 次液体食物,便于吞咽。

5. 进食后:撤去餐具,协助老年人漱口、洗手、清洁义齿,摘掉围裙,保持坐位30 min左右。

协助老年人经口进食技术

参考解释语:

李先生,您吃好了吗?下午的时候,我会再为您准备一些点心,现在您先休息一会吧!如有任何需要,请按床旁呼叫器,我也会经常来看您的。谢谢您的配合。

【操作流程图】

评估老年人的经口进食能力

↓

餐前老年人、环境、餐桌椅、餐具、食物准备

↓

协助老年人采取正确的坐姿和体位

↓

佩戴义齿，系围裙，为老年人分食，将餐具置于易于取放位置

↓

严密观察老年人的进食过程，必要时给予协助

↓

餐后整理，保持坐位约 30 min

【注意事项】

1. 根据老年人的用餐习惯合理安排一日三餐，每餐以七八分饱为适度，根据情况两餐之间可适当加餐，尽量选择老年人喜欢的食物。

2. 进食过程中如发生呕吐，应立即停止进食，禁止采取头部后仰或平卧位，防止呕吐物进入气管；呕吐停止后，鼓励老年人咳嗽，给予漱口或口腔护理；尽快清除呕吐物，更换衣物；观察呕吐物的颜色、性质、量和气味，监测生命体征，必要时就医。

3. 进食过程中如发生呛咳，应立即停止进食，使老年人身体前倾，用手指将口腔内食物取出，鼓励老年人咳嗽，叩击背部，观察老年人的面色，有无继续呛咳现象，同时迅速就医。

【操作评分标准】

老年人经口进食指导训练技术操作评分标准见表 1–1。

表 1-1　老年人经口进食指导训练技术操作评分标准

项目	评价内容	技术实施要点	分值	扣分情况及存在问题
护理技能操作（80 分）	进食前准备	医护人员衣帽整齐，洗手	2	
		评估老年人的进食能力及饮食习惯	8	
		物品准备齐全	8	
		协助老年人如厕、洗手、系围裙，必要时戴义齿等	8	
		体位舒适、正确	6	
	进食时的护理	洗手，为老年人分食，将餐具置于易于取放位置	10	
		指导老年人小口进食，细嚼慢咽，自主进食困难者，给予协助	10	
		严密观察老年人的进食过程，发生呕吐或呛咳，立即处理	10	
	进食后整理	撤去餐具，协助老年人漱口、清洁义齿，摘掉围裙	10	
		保持坐位 30 min	2	
		洗手，清洁餐具	6	
人文关怀（20 分）		态度亲切、语言恰当、沟通有效	6	
		操作熟练	4	
		健康宣教内容正确	4	
		组织有序，限时内完成操作	6	
总分			100	

【选择题】

A1 型题

1. 老年人进食时，食物的适宜温度为　（　　）

A. 30 ~ 35 ℃　　B. 45 ~ 50 ℃

C. 38 ~ 42 ℃　　D. 36 ~ 38 ℃

E. 根据情况决定

2. 老年人进食过程中发生噎食，应如何处理　（　　）

A. 立即平卧，在耳旁大声呼唤

B. 服用大量白开水，冲服哽噎的食物

C. 身体前倾，用手指伸入口中将食物取出，叩击背部

D. 刺激咽喉部引发呕吐反射

E. 不用处理

X 型题

3. 老年人进食的原则包括 ( )

A. 少量多餐，细嚼慢咽，预防呛咳和误吸

B. 摄入充足的食物

C. 鼓励老年人自主进食

D. 合理搭配，营养全面

E. 边进食边与家人交流

【选择题答案】

1. C　2. C　3. ABCD

【评判性思考】

1. 老年人进食过程中还存在哪些安全隐患？应如何预防和处理？
2. 针对不同文化背景的老年人和家属，如何达到有效的护患交流效果？
3. 如何全面有效评估老年人的进食能力？

任务二　老年人沐浴指导训练技术

【实验学时】

2 学时。

【实验类型】

技能型实验。

【学习目标】

1. 掌握老年人沐浴前评估内容、沐浴的方法及注意事项等。
2. 熟悉老年人清洁过程中特殊情况的处理方法。
3. 熟练与老年人交流，适时进行健康教育。

【实验目的】

1. 协助自理、半自理老年人沐浴。
2. 维持老年人身体清洁，提高身体舒适度。

【临床案例】

患者，刘××，男，75 岁。半年前因脑血管意外导致右侧肢体瘫痪，半自理状态，意识清醒，体质虚弱，平时可以自行穿衣，但无法进行洗澡。子女因工作原因无暇照顾，请了一个保姆照顾他。

请问：在日常生活照顾中，如何保持刘先生的身体清洁？

【实验准备】

1. 护士准备：着装整洁，洗手。

2. 用物准备：浴巾 1 条、大毛巾 1 条、沐浴液 1 瓶、护肤乳 1 瓶、防滑拖鞋 1 双、防滑垫 1 个、带扶手沐浴椅 1 把、盆浴用物（水温计 1 个、浴盆 1 个、沐浴凳 1 个）、清洁衣裤 1 套。

3. 环境准备：关闭门窗，调节室内温度 24～26 ℃。

【操作步骤】

一、操作前评估，与老年人沟通

1. 评估老年人的自理能力和失能程度，评估意识状态、皮肤状况，根据具体情况选择不同的沐浴方式（协助沐浴或床上擦浴）。

2. 评估老年人周围环境、温度、水温是否适宜。

参考解释语：

刘先生，您好，为了维持身体的清洁，我需要协助您进行洗澡，今天天气也挺好的，适合洗澡。刘先生，您需要去卫生间吗？还有别的需要吗？（刘先生：没有。）好的，请您稍候，我去准备一下马上过来。

二、操作过程

1. 物品准备齐全，关闭门窗，调节室内温度 24～26 ℃。

2. 根据身体状况，采取搀扶或轮椅运送的方式协助老年人进入浴室，安置在洗澡椅上，协助脱衣。

3. 两种沐浴方式

（1）淋浴：将淋浴椅放在淋浴头下方，防滑垫置于椅前，毛巾放在易于拿到的地方，调节水龙头位置。先开冷水，再开热水调节水温 43～45 ℃，协助老年人坐在淋浴椅上，双脚放在防滑垫上。

（2）盆浴：在浴盆内放置沐浴凳和防滑垫，浴盆内注水 2/3 满，水温 43～45 ℃，协助老年人入浴盆坐好，抓住扶手。

参考解释语：

刘先生，现在我要为您洗澡了，请您坐稳，抓好扶手，您觉得水温怎么样？在洗澡过程中如果有任何不适请您及时告诉我，我先为您清洗头发，然后再为您清洗面部和身体，现在请您头往后仰，闭上眼睛，谢谢您的配合。

4. 提醒老年人头部后仰，闭眼。淋湿头发，涂擦洁发用品，由发际向头顶部用指腹揉搓头发。用水将泡沫冲洗干净。

5. 护士清洁双手为老年人清洁面部。然后淋湿身体，由上至下涂抹洁身用品，顺序为颈部、耳后、双上肢、胸腹部、背部、双下肢，最后擦洗会阴、臀下及双足。将面部及全身冲洗干净，关闭水源开关。

6. 用大毛巾擦干头发，双手持浴巾迅速擦干全身并包裹身体，避免着凉，协助老年人坐在扶手椅上。

7. 涂抹护肤乳，必要时涂爽身粉，协助老年人穿着干净衣裤，梳理头发，必要时使用吹风机吹干头发。搀扶或用轮椅运送老年人返回房间。

参考解释语：

刘先生，洗完澡是不是舒服多了，您现在先喝杯水休息一下，如有任何需要，请按床旁呼叫器，我也会经常来看您的。谢谢您的配合。

8. 整理用物，开窗通风，擦干地面，清洗毛巾、浴巾及更换下的衣裤。

【操作流程图】

洗手，准备用物，解释目的

↓

评估皮肤情况

↓

关闭门窗，调节室温 24 ~ 26 ℃，水温 43 ~ 45 ℃

↓

清洗头发、面部

↓

由上至下涂抹洁身用品，顺序为颈部、耳后、双上肢、胸腹部、背部、双下肢，最后擦洗会阴、臀下及双足

↓

冲洗并擦干身体

↓

涂抹护肤乳，必要时涂爽身粉，协助老年人穿着干净衣裤

↓

协助老年人返回房间

【注意事项】

1. 沐浴前评估身体状况和失能程度，出现感冒、咳嗽、头晕、血压不稳定、倦怠等身体

不适时不宜沐浴。

2. 空腹及饭后 30 min 内不能沐浴。

3. 沐浴前要排空大、小便。

4. 沐浴前调好室温和水温，避免老年人受凉或烫伤。

5. 沐浴过程中观察老年人面色、呼吸等身体状况，如有不适，迅速停止沐浴，协助其返回房间休息。

6. 每次沐浴时间不宜过长，以 15～20 min 为宜。

7. 使用吹风机时应调至最低档，避免烫伤。

8. 根据老年人的生活习惯和意愿选择沐浴方式，建议使用淋浴，尽量不用盆浴。

9. 地面湿滑，沐浴过程中防止老年人跌倒摔伤。

10. 备好老年人常见的急救药物和物品，以备急需。

11. 操作过程中动作轻柔，体贴关心老年人。

【操作评分标准】

老年人沐浴指导训练技术操作评分标准见表 1-2。

表 1-2　老年人沐浴指导训练技术操作评分标准

<table>
<tr><th colspan="2">项目</th><th>操作要求</th><th>分值</th><th>考试评分</th><th>备注</th></tr>
<tr><td colspan="2" rowspan="3">操作前准备
（15 分）</td><td>护士准备：着装整洁、洗手</td><td>5</td><td></td><td></td></tr>
<tr><td>语言、态度温和，举止端庄</td><td>5</td><td></td><td></td></tr>
<tr><td>物品准备齐全，放置合理</td><td>5</td><td></td><td></td></tr>
<tr><td colspan="2" rowspan="2">评估
（10）分</td><td>操作对象的年龄、病情、生命体征、皮肤情况</td><td>5</td><td></td><td></td></tr>
<tr><td>操作对象的自理能力和配合程度</td><td>5</td><td></td><td></td></tr>
<tr><td rowspan="10">操作
要点
（55 分）</td><td rowspan="3">准备</td><td>解释目的、注意事项</td><td>3</td><td></td><td></td></tr>
<tr><td>采取适合的沐浴方式</td><td>2</td><td></td><td></td></tr>
<tr><td>室温 24～26 ℃，水温 43～45 ℃</td><td>5</td><td></td><td></td></tr>
<tr><td rowspan="4">沐浴</td><td>清洁头发</td><td>5</td><td></td><td></td></tr>
<tr><td>清洁面部</td><td>5</td><td></td><td></td></tr>
<tr><td>按顺序清洁颈部、耳后、双上肢、胸腹部、背部、双下肢，擦洗会阴、臀下及双足</td><td>15</td><td></td><td></td></tr>
<tr><td>擦干身体，涂抹护肤乳</td><td>5</td><td></td><td></td></tr>
<tr><td rowspan="3">浴后整理</td><td>浴后整理卫生间和用物</td><td>5</td><td></td><td></td></tr>
<tr><td>整理床单位，协助老年人取舒适卧位</td><td>5</td><td></td><td></td></tr>
<tr><td>洗手</td><td>5</td><td></td><td></td></tr>
</table>

续表 1-2

项目	操作要求	分值	考试评分	备注
人文关怀（20 分）	态度亲切、语言恰当，沐浴过程中关心老年人	10		
	沟通有效	10		
总分		100		

【选择题】

A1 型题

1. 老年人沐浴适宜水温为（　　）

A. 30 ~ 35 ℃　　B. 45 ~ 50 ℃

C. 38 ~ 42 ℃　　D. 43 ~ 45 ℃

E. 35 ~ 38 ℃

2. 老年人沐浴适宜室温为（　　）

A. 24 ~ 26 ℃　　B. 26 ~ 28 ℃

C. 22 ~ 24 ℃　　D. 20 ~ 22 ℃

E. 28 ~ 30 ℃

X 型题

3. 老年人沐浴时的注意事项有（　　）

A. 沐浴前评估身体状况和失能程度，出现感冒、咳嗽、头晕、血压不稳定、倦怠等身体不适时不宜沐浴

B. 空腹及饭后 30 min 内不能沐浴

C. 沐浴前调好室温和水温，防止老年人受凉或烫伤

D. 沐浴过程中观察老年人面色、呼吸等身体状况，如有不适，迅速停止沐浴，协助其返回房间休息

E. 每次沐浴时间不宜过长，以 15 ~ 20 min 为宜

【选择题答案】

1. D　2. A　3. ABCDE

【评判性思考】

1. 在协助老年人沐浴时，如何保护老年人的隐私？
2. 针对卧床老年人，如何保持身体清洁舒适？

任务三　老年人轮椅、手杖使用技术

【实验学时】

2 学时。

【实验类型】

技能型实验。

【学习目标】

1. 能说出老年人使用轮椅、手杖的目的,注意事项,维护保养方法等。
2. 能正确操作轮椅。
3. 能熟练与老年人交流,适时进行健康教育。

【实验目的】

1. 辅助行动不便的老年人进行身体锻炼或参与社会活动。
2. 指导老年人正确使用轮椅、手杖。

【临床案例】

患者,李××,男,75 岁,因“左侧肢体麻木无力 1 个月余”入院,既往诊断:2 型糖尿病合并周围神经病变,脑梗死后遗症。入院体格检查:血压 156/94 mmHg(1 mmHg = 0.133 kPa),左下肢肌力 2 级,左上肢肌力 3 级,右上肢及右下肢肌力 5 级,遵医嘱指导老人正确使用轮椅及手杖辅助活动。

老年人轮椅使用技术

【实验准备】

1. 护士准备:着装整洁,洗手。
2. 评估老年人:精神心理状态、合作程度、自理程度、活动受限程度等。
3. 物品准备:低座轮椅一辆、手杖一把、保护带,必要时备毛毯、尿垫、外套及软枕。
4. 评估环境:环境安全、光线明亮、地面平整干燥。

【操作步骤】

1. 轮椅的检查:保证轮椅性能良好、轮胎气足,车制动良好。

参考解释语：

李先生，根据您的病情，今天您可以坐轮椅出去活动，轮椅已经给您调好了，我来协助您下床坐轮椅可以吗？（李先生：好的。）谢谢您的配合。

2. 协助老年人从床上向轮椅移动：将轮椅推至床边，与床成30°～40°角，刹住车闸，翻起踏板；协助老年人坐起，穿好外衣和鞋袜下地；护士面向老年人站立，让老年人双臂抱住护士的颈部，护士右腿伸到老年人两腿间，两手臂环抱老年腰部，老年人身体前倾，靠于护士肩部，护士以自己的身体为轴转动，顺势将老年人稳妥地移到轮椅上；护士绕到轮椅后方，两臂从老年人背后两肋下伸入，将其身体向后移动一下，使身体置于椅座中部，抬头向后靠坐稳；老年人坐稳后翻转踏板，将其双脚放于脚踏板上，系好安全带。天冷时将棉被上端围在老年人颈部，两侧围裹双臂，余下的部分围裹上身、下肢和双脚；确定老年人无不适后，松闸，推至目的地。

参考解释语：

李先生，咱们在外面活动有半个小时了，您有什么不舒服吗？（李先生：没有，那咱们回病房。）好的，我推您回病房休息可以吗？（李先生：好的。）谢谢您的配合。

3. 协助老年人从轮椅向床上移动：老年人健侧（或身体）靠近床边，护士放低腰身，双手托住老年人两腋下，扶其站立；老年人转身背向床边，一同降低腰身，使老年人缓慢坐在床上。

【操作流程图】

洗手，准备用物，解释目的

↓

评估环境温度、老年人意识状态、肢体活动障碍程度

↓

轮椅放置合适位置

↓

解释并取得老年人同意，置老年人于合适体位

↓

协助老年人从床上向轮椅移动

↓

做好保暖、安全措施

↓

正确方式推老年人轮椅

↓

协助老年人从轮椅向床上移动，整理床单位

【注意事项】

1. 使用前须检查轮椅是否处于正常使用状态，轮椅一定要刹紧，以免发生意外。

2. 外出途中要随时观察老年人的情况，如有不适，立即处理。

3. 推轮椅时速度不宜过快，以免发生意外。外出活动时间不宜过长，以防引起老年人劳累。根据室外温度适当增减衣物，以免老年人受凉。

4. 坐轮椅时提醒老年人不可身体前倾、自行站起或下轮椅，以免摔倒，避免发生意外。

5. 进出门或遇到障碍物时，勿用轮椅推门或障碍物。

6. 推轮椅下坡时速度要慢，老年人的头及背应向后靠并抓紧扶手，必要时可采用后拉的方式，以免发生意外。

7. 经常检查轮椅，定时加润滑油，保持完好备用。

2 周后，李某情况好转，双上肢肌力正常，臂部力量恢复，医生准予其下床活动，手杖辅助行走。

参考解释语：

李先生，根据您的病情，目前恢复很好，您现在可以尝试用手杖练习走路了，咱们现在练习使用手杖可以吗？您不用担心，我会一直陪在您身边，如果有任何不舒服，您及时告诉我，咱们可以随时返回病房。（李先生：好的。）谢谢您的配合。

老年人手杖使用技术

【实验准备】

1. 护士准备：着装整洁，洗手。

2. 评估老年人：精神心理状态、合作程度、行走能力、四肢肌力、鞋子是否防滑以及衣服是否合身等。

3. 环境评估：环境明亮，地面干燥、平整、防滑，室内外温度适宜。

4. 选择合适的手杖，建议选择四点式支撑手杖，检查手杖的功能，配备防滑橡胶垫等。

【操作步骤】

参考解释语：

李先生，我扶着您，咱们一起学习怎么使用手杖，帮助您尽快康复，可以吗？（李先生：好的。）谢谢您的配合。

手杖的选择：协助老年人双腿下垂于床边，帮助老年人穿好防滑鞋子；测量手杖长度时，协助老年人站立，肘关节屈曲 150°，腕关节背屈，手杖着地端放在同侧前方 15 cm 处，当握着手杖手柄时，手腕的高度应与手杖的手柄齐高。

老年人使用手杖自行行走：手杖总是放于健侧，主要步法如下。

老年人手杖使用技术

1. 三点式步法：先出手杖，再出患侧足，最后出健侧足（行走时，重心落在手杖和健侧，可以很好地保护患侧）。

2. 两点式步法：手杖和患侧足同时迈出（注意保持同步，以免造成患侧的再度损伤），再出健侧足。

3. 使用手杖站立及坐下：站立，手杖放于健侧（可减少患侧的受力），另一只手用于支撑手杖帮助站起。坐下，手杖放于健侧，另一只手支撑手杖帮助坐下。

【操作流程图】

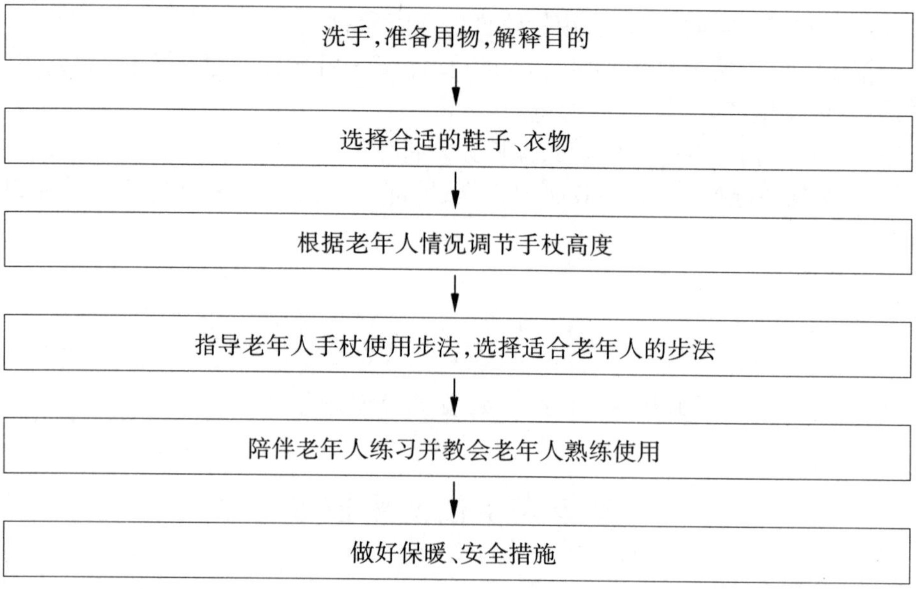

【注意事项】

1. 每次使用手杖前，应仔细检查，以确保其安全，防止老年人跌倒。

2. 保持地面干燥，走道通畅，以免老年人滑倒或跌倒。

3. 老年人应穿着长度适宜的裤子及防滑的鞋子，不宜穿拖鞋。

4. 老年人第一次下床使用手杖，应在护士的指导下使用，避免不必要的伤害。第一次应用时间不宜过长，应循序渐进地增加活动量。

5. 使用手杖前，老年人应坐在床边休息片刻后方可下床行走，以免发生直立性低血压而跌倒。

6. 行走时眼睛应平视前方，注意抬头挺胸，步子不宜太大，避免重心不稳跌倒。

7. 应在无障碍道路上行走。

【操作评分标准】

老年人轮椅、手杖使用技术操作评分标准见表1-3、表1-4。

表 1-3　老年人轮椅使用技术操作评分标准

<table>
<tr><th colspan="2">项目</th><th>操作要求</th><th>分值</th><th>考试评分</th><th>备注</th></tr>
<tr><td colspan="2" rowspan="3">操作前准备
(10 分)</td><td>护士准备:着装整洁、洗手</td><td>5</td><td></td><td></td></tr>
<tr><td>语言、态度温和,举止端庄</td><td>2</td><td></td><td></td></tr>
<tr><td>用物准备:用物齐全、放置合理</td><td>3</td><td></td><td></td></tr>
<tr><td colspan="2" rowspan="2">评估
(7 分)</td><td>老年人的意识是否清醒,沟通有无障碍</td><td>5</td><td></td><td></td></tr>
<tr><td>双下肢活动障碍程度,站立与配合情况</td><td>2</td><td></td><td></td></tr>
<tr><td rowspan="11">操作要点
(68 分)</td><td rowspan="2">物品准备</td><td>解释目的、注意事项</td><td>5</td><td></td><td></td></tr>
<tr><td>轮椅位于老年人健侧床边,固定车闸,竖起脚踏板</td><td>10</td><td></td><td></td></tr>
<tr><td rowspan="4">床上向轮椅移动</td><td>协助老年人坐于床边,双足着地,躯干前倾</td><td>5</td><td></td><td></td></tr>
<tr><td>照护者面向老年人站立,双手托扶老年人双髋,向前、向上拉老年人,使其离床并站住</td><td>8</td><td></td><td></td></tr>
<tr><td>以足为轴旋转躯干,使老年人臀部正对轮椅,平稳坐在轮椅上,整理衣物</td><td>10</td><td></td><td></td></tr>
<tr><td>调整坐姿,系好安全带,双脚放于脚踏板上</td><td>5</td><td></td><td></td></tr>
<tr><td rowspan="5">轮椅向床上移动</td><td>推轮椅至床尾,固定轮椅,竖起脚踏板</td><td>5</td><td></td><td></td></tr>
<tr><td>协助老年人双足着地,躯干前倾</td><td>5</td><td></td><td></td></tr>
<tr><td>协助老年人起身站立</td><td>5</td><td></td><td></td></tr>
<tr><td>以足为轴旋转躯干,使老年人臀部正对床沿,平稳坐在床上</td><td>5</td><td></td><td></td></tr>
<tr><td>整理衣物,调整舒适位,整理床单位,洗手</td><td>5</td><td></td><td></td></tr>
<tr><td colspan="2" rowspan="2">人文关怀
(15 分)</td><td>态度亲切、语言恰当,操作过程中关心老年人</td><td>10</td><td></td><td></td></tr>
<tr><td>沟通有效</td><td>5</td><td></td><td></td></tr>
<tr><td colspan="2">总分</td><td></td><td>100</td><td></td><td></td></tr>
</table>

表 1–4　老年人手杖使用技术操作评分标准

项目		操作要求	分值	考试评分	备注
操作前准备（13 分）		护士准备：着装整洁、洗手	5		
		用物准备：用物齐全、放置合理	5		
		语言、态度温和，举止端庄	3		
评估（22 分）		解释目的、注意事项	7		
		老年人的意识是否清醒，沟通有无障碍	7		
		肢体障碍程度，手臂支撑力量	8		
操作要点（45 分）	物品准备	根据老年人情况，调节手杖高度	15		
		顶部与手腕向里的结合处齐平，手按手柄时，手肘应当微屈	10		
	正确使用手杖行走	前移手杖一步距离，患侧迈步，健侧跟进，双脚持平	10		
		整理物品，洗手	10		
人文关怀（20）		态度亲切、语言恰当，操作过程中关心老年人	10		
		沟通有效	10		
总分			100		

【选择题】

A1 型题

1. 使用轮椅老年人如厕时，厕所门应　（　　）

A. 半遮掩　　B. 完全关上

C. 敞开　　D. 锁上

E. 视情况而定

2. 手杖的使用过程中，支撑身体的重量应用　（　　）

A. 健侧下肢　　B. 腋窝

C. 肘部与上肢的臂力　　D. 上肢的臂力与腋窝

E. 手腕力量

3. 协助使用轮椅老年人如厕时应先将轮椅推至床边，轮椅的摆放方法是　（　　）

A. 椅侧与床头平齐，面向床　　B. 椅侧与床尾平齐，背向床

C. 椅背与床头平齐，面向床尾　　D. 椅背与床尾平齐，面向床头

E. 轮椅与床沿成 15°角

4. 轮椅搬运法用于运送　（　　）

A. 体重较重的老年人　　B. 可以行走的老年人

C. 有一定躯干控制能力的老年人　　D. 下肢无任何支撑能力的老年人

E. 偏瘫的老年人

5. 协助使用轮椅老年人如厕时做法错误的是 (　　)

A. 先将轮椅推至床边，椅背与床头平齐，面向床尾，有伤肢者置于患侧位

B. 慢慢扶老年人起床，穿衣、裤、鞋，下地

C. 双手抱紧老年人腰背部或抓紧腰带，将老年人从床上移至轮椅上

D. 推老年人至厕所间坐便器旁，固定轮椅

E. 应做好保暖安全措施

6. 老年人使用手杖时 (　　)

A. 无须护理员在身边监护　　B. 肯定不会滑倒

C. 无须安装橡胶帽　　D. 哪里都可以去

E. 手杖应选择稳定性较好的

【选择题答案】

1. A　2. A　3. D　4. D　5. A　6. E

【评判性思考】

1. 长期卧床老年人首次使用轮椅时，如何对老年人宣教，克服心理障碍？
2. 在协助老年人使用轮椅时，如何保证老年人安全？
3. 如何提高老年人使用手杖的舒适度和安全性？

项目二 老年人安全居家环境评估技术

【实验学时】

3 学时。

【实验类型】

综合型实验。

【学习目标】

1. 能对老年人居家生活环境进行正确评估,及时识别老年人居家环境中的危险因素。

2. 综合运用评估表对老年人居家环境进行评估。

3. 设计安全的适宜老年人居住的居家环境。

【实验准备】

1. 物品准备:卷尺、手电筒、笔、记录本等。

2. 学生课前准备:每实验小班学生平均分成 4 组,选出组长 1 人。课前通过小组复习、查阅文献等方法学习强化老年人居家环境评估的相关知识。

【临床案例】

李××,男,70 岁,日常活动使用拐杖。既往高血压病史 25 年、糖尿病病史 20 年,平时规律服用降压、降糖药物,偶有漏服。目前独居,老伴在儿子家照顾孙子,养有一宠物狗,家住 4 楼,朝北,隔音效果差,约 78 m^2,楼层内有电梯。客厅内有很多摆件及杂物,且不经常清理,内有 6 个椅子均无靠背。客厅窗户不易打开,老人不喜开窗。客厅有电话,老人无手机。卧室门槛处有一根电线(已用胶布固定),屋内无窗帘,床面向窗户放置,床头柜棱角明显,床头无台灯,床是硬板床,高度距离地面约 80 cm,宽度约 100 cm。厕所紧邻卧室,卧室与厕所地面约有 3 cm 的高度差,厕所内铺有防滑地毯,无扶手,坐便器无自动冲洗设备。浴室内无扶手,内有浴盆,无淋浴设备。走廊灯为声控灯,已坏未修。厨房内厨具较多,摆放杂乱,燃气灶开关标识模糊。

【实验内容与步骤】

一、案例讨论

1. 找出该案例中现存和潜在的居家环境安全问题。

学生分组，每组选 4 位同学进行角色扮演，2 名护士、1 名家属、1 名老年人，分别从各自角度进行评析。

2. 不安全的居家环境可能给案例中的老年人带来哪些危害？

2 名同学进行角色扮演，1 名老年人、1 名护士，进行情景模拟，讨论并评析。

3. 情境一：该老年人在如厕后起身时，因未站稳，未抓紧拐杖，没有扶手及家属在身旁，突然跌倒，老年人自行站起，未诉特殊不适。

分析以下问题：

(1) 如何对老年人及家属进行居家环境安全的健康教育，提高其安全意识？

参考答案：①社区护士应注意调查评估居家安全问题，增加家庭访视次数；②提高老年人用药依从性；③提高家属居家照护能力；④构建适老环境。

(2) 运用居家环境安全评估量表对老年人居家环境进行评估，查看有哪些未发现问题。

参考答案：①居家常穿的鞋子；②坐便；③拐杖等。

4. 情境二：对该老年人居住环境进行评估后，老年人及其家属同意对居家环境进行整改。

分析以下问题：

(1) 此时护士应重点整改哪些环境？

参考答案：①客厅及厨房杂物；②床；③床头柜；④照明灯；⑤窗帘；⑥宠物狗；⑦燃气灶开关标识；⑧防滑垫等。

(2) 请制订详细的整改方案。

参考答案：依据老年人居家环境安全评估表从总体居住环境、卧室、厨房、浴室、楼梯等进行整改。

5. 情境三：经过整改后，家属为老年人配备了老年人专用手机，家属咨询护士是否有其他的方式改善居家环境安全问题。

分析以下问题：

在“互联网+社区居家养老”背景下，制订信息化居家养老环境整改方案。

参考答案：①环境安全报警装置；②床头呼叫器；③邻居家装求助紧急呼叫器；④远程监控等。

二、学生分组

每组学生代表发言，教师点评分析。

【评估表及操作评分标准】

老年人居家环境安全评估量表见表 1-5，老年人安全居家环境评估技术操作评分标准见表 1-6。

表1-5　老年人居家环境安全评估量表

评估场所	评估内容	评估要素	存在问题
总体居住环境	光线	朝向、窗户（可攀爬物品、开关）、窗帘、床头灯、地灯	
	照明	开关、亮度、地灯、台灯、床头灯	
	温湿度	是否适宜	
	地面	防滑措施、障碍物、电线、插板、地面落差	
	家具	位置、数量、摆放次序	
	置物（衣）架	位置、高度、稳定性、方便度	
	床	高度、材质、棱角、床头柜	
	电线	数量、放置有序、远离暖气片等	
	取暖设备	位置、周围物品	
	电话	是否有手机、紧急联系人	
厨房	地板	防滑设备、颜色区分、障碍物	
	燃气/热水器	开关标识、厨具、安装位置	
	灶台	高度、宽度	
浴室	浴室门	从门内外均能打开，有无玻璃、把手、门槛	
	地板	防滑设备、颜色区分、障碍物	
	便器	高度、扶手、冲水设备	
	浴盆	高度、防滑设备	
楼梯	光线	照明	
	台阶	高度、防滑设备	
	扶手	高度、材质、颜色区分、完整性	

表 1-6　老年人安全居家环境评估技术操作评分标准

项目	评价内容	分值	评估要点	扣分情况及存在问题
案例分析（20 分）		4	思维清晰	
		8	考虑问题全面	
		8	问题回答正确	
评估内容（45 分）	总体居住环境	5	光线、温湿度、地面、窗户	
		5	家具、床	
		5	取暖设备	
		5	电子设备	
	厨房	3	地板	
		3	燃气、热水器	
		2	灶台	
	浴室	4	浴室门、地板	
		3	浴盆	
		4	便器	
	楼梯	3	光线	
		3	台阶、扶手	
人文关怀（15 分）		5	态度亲切、语言恰当	
		5	沟通有效	
		5	健康教育全面	
团队合作（20 分）		4	护士衣帽整齐	
		4	组织有序，限时内完成评估	
		4	情景模拟生动	
		4	情景设计合理，准备充分	
		4	总结分析客观、全面	
总分		100		

【选择题】

A1 型题

1. 患者，女，74 岁，其居家温湿度应保持在　　（　　）

A. 14 ~ 15 ℃，15% ~ 25%　　B. 10 ~ 17 ℃，30% ~ 40%

C. 18 ~ 26 ℃，40% ~ 60%　　D. 26 ~ 32 ℃，60% ~ 70%

E. 15～16 ℃,60%～70%

2. 下列适宜老年人的居家环境是 ( )

A. 居室光线宜暗
B. 夏季室内温度在20～22 ℃
C. 冬季室内温度在20～22 ℃
D. 室内湿度在70%左右
E. 室内湿度在30%左右

3. 患者,男,69岁,在对其进行居家环境评估时,哪种说法不正确 ( )

A. 浴室和厕所的门宜向外开,有意外时可以及时救护
B. 床铺靠墙或角落安置可以提高其稳定性
C. 浴室和厕所没必要设扶手
D. 床的高度要适宜,以老人坐在床边双脚可着地为宜
E. 楼梯边上安装扶手,楼梯台阶的边缘要装防滑装置

4. 患者,男,67岁,已退休,老伴身体健康,子女已经成家并独立生活。影响该老年人实现健康老龄化的因素,哪种说法不正确 ( )

A. 卫生及社会体系
B. 老年人有无不良生活习惯
C. 居住环境是否安全良好
D. 退休前的社会地位
E. 退休后的经济收入状况

5. 居家老年人由于外在环境造成的跌倒约占 ( )

A. 20%
B. 30%
C. 40%
D. 50%
E. 60%

6. 下列关于老年人居室环境调整的做法中,哪种说法不正确 ( )

A. 要保持适当的夜间照明
B. 家具陈设齐全整齐
C. 床褥距地面30 cm为宜
D. 浴室地面铺防滑砖
E. 厨房用物摆放整齐

【选择题答案】

1. C　2. C　3. C　4. A　5. D　6. C

【评判性思考】

1. 独居老年人的居家常见安全问题有哪些?
2. 如何更有效地应用现代化的信息技术规避居家环境中存在的危险因素?
3. 综述居家环境评估工具。

项目三　老年人户外休闲运动指导

【实验学时】

3 学时。

【实验类型】

综合型实验。

【学习目标】

1. 能结合老年人自身特点,正确评估适宜老年人的户外休闲运动方式。
2. 能识别老年人户外休闲运动环境中的不安全因素。
3. 能为老年人户外休闲运动提供个体化指导。

【学习准备】

学生课前准备:每实验小班学生平均分成 4 组,选出组长 1 人。课前通过预习、查阅文献等方式,小组学习老年人户外休闲运动的相关知识。

【临床案例】

李××,女,72 岁,绝经后 25 年,高血压病史 20 年,最高血压 187/103 mmHg,长期口服降压药物,每天规律监测血压,现血压控制理想。冠心病病史 10 年,劳累后偶有胸闷发作,长期口服阿司匹林。患者老伴 2 年前去世,目前独居小区,与社区内老年人一起参加广场舞、乒乓球、健步走、骑车等户外运动。

【实验内容与步骤】

一、案例讨论

1. 根据美国运动医学会(American College of Sports Medicine,ACSM)运动强度分级,李××适合做中等强度户外运动,代谢当量(metablic equivalent,MET)为 3 ~6(表1-7)。她目前的运动项目合适吗? 她可以做哪些户外运动?

2. 不正确的户外运动可能给李××带来哪些危害?

表 1-7 低、中和较大强度休闲时间和运动对应的代谢当量(METs)

低(<3 METs)	中(3~6 METs)	较大(≥6 METs)
绘画和做手工、打牌(1.5)	打羽毛球:娱乐性(4.5)	平地自行车:低速(10~12 mph)(6.0)
打台球(2.5)	打篮球:投篮(4.5)	打篮球(8.0)
划船(手动)(2.5)	跳舞:慢舞(3.0);快舞(4.5)	平地自行车:中速(12~14 mph)(8);快速(14~16 mph)(10)
门球(2.5)	在河边步行钓鱼(4.0)	越野滑雪:慢速(2.5 mph)(7.0);快速(5.0~7.9 mph)(9.0)
掷飞镖(2.5)	打高尔夫-发球区之间步行(4.3)	踢足球:随意(7.0);竞赛(10.0)
钓鱼(坐)(2.5)	帆船,有风帆(3.0)	游泳:休闲(6.0)
演奏多数乐器(2.0~2.5)		游泳:中/强(8~11)*
	打乒乓球(4.0)	网球单打(8.0)
	网球双打(5.0)	打排球-馆内或沙滩竞赛性(8.0)
	打排球,非竞争性(3.0~4.0)	

①METs,代谢当量;mph,英里每小时;②*示 MET 水平可因不同个体选择的不同泳姿或游泳水平而不同

3. 情境一:针对本临床案例中关于李××的情况描述,根据其听力、视力、理解能力,使用其喜欢的尊称、易于理解的语言进行沟通。结合以下问题做户外运动评估。

(1)根据李××的既往病史,在户外运动前,我们应评估哪些指标?

参考答案:既往病史、医学客观评估结果、个人偏好。

(2)李××在进行户外运动时,可能遇到哪些不安全因素(户外环境评估)?

参考答案:户外软硬件设施。户外活动环境(场地是否宽敞和安全、气候变化等)、户外运动设施(运动设施是否齐全和安全)。

4. 情境二:我们对李××进行了全面的评估,基于评估结果,结合以下问题做户外运动指导。

(1)请你为李××制订一套运动方案,你认为需要考虑的因素有哪些?

参考答案:老年人整体身体状况、户外环境情况、运动安全性。

(2)你的运动方案包含哪些方面内容?

参考答案:运动环境、运动项目、运动时间与频率、运动强度及自我监测。

(3)在你制订的运动方案实施过程中,李××感觉到心跳加速、呼吸加快、面色潮红,并将这一反应告诉你,你判断这些表现是否正常的依据是什么?

参考答案:一般可通过测量心率来掌握运动量,运动后最宜心率(次/min)= 170-年龄。身体健壮者,运动后最宜心率(次/min)= 180-年龄。观察活动强度是否适宜的方法为运动后的心率达到最宜心率。

运动结束后:①在 3 min 内心率恢复到运动前水平,表明运动量较小,应加大运动量;

②在 3 ~5 min 之内恢复到运动前水平表明运动适宜;③在10 min以上恢复者,则表明活动强度太大,应适当减少。

5. 情境三:李××按照制订的运动方案进行 3 个月的户外运动后,你想了解其运动锻炼效果,结合以下问题做户外运动效果评价。

(1)你主要从哪些方面评价此次运动效果?

参考答案:患者自我评价、运动过程安全有效。

(2)你需要教会李××在以后的运动中如何进行安全监测?

参考答案:学会自我监测运动后适宜心率的方法。

一般可通过测量心率来掌握运动量,运动后最宜心率(次/min)= 170-年龄。身体健壮者,运动后最宜心率(次/min)= 180-年龄。观察活动强度是否适宜的方法为运动后的心率达到最宜心率。运动结束后:①在 3 min 内心率恢复到运动前水平,表明运动量较小,应加大运动量;②在 3 ~5 min 之内恢复到运动前水平,表明运动适宜;③在 10 min 以上恢复者,则表明活动强度太大,应适当减少。

主观疲劳感知评估量表:利用这个量表与患者保持沟通,受试者可以立即描述出当时主观上感觉的吃力程度。可以单独使用,也可以与测量心率方法共同使用,以监测运动强度是否合适。

二、学生分组

每组学生代表发言,教师点评分析。

三、技能训练:运动评估方法

1. 评估前准备:①提前了解老年人的性格和易于接纳的沟通方式;②为评估前沟通做必要的物品和场所准备,选择老年人喜欢的沟通环境,营造良好沟通氛围,为获得准确的评估信息做铺垫。

2. 沟通:①主动询问老年人是否做好沟通前准备,是否有其他需求(如是否需要调整座椅及其舒适程度、是否需要如厕等需求);②根据老年人性格特点和喜欢的称谓,营造放松舒适的沟通情境,便于在沟通中进行客观、全面的评估。

3. 评估:①老年人户外活动前应进行全面的体格检查和评估,包括评估老年人的心肺能力;评估肌肉、骨骼系统是否有异常等,了解身体健康状况,为选择运动项目和运动量提供参考依据。②对有既往病史的老年人,还应参考相关医学检查结果,评估这类老年人目前一般身体状况、运动承受能力,为下一步制订适宜的运动指导提供依据。③个人偏好。主动询问老年人的运动习惯、生活情境和个人爱好,根据代谢当量及运动能力,制定运动指导。④评估户外运动环境中的软硬件设施,排除不利于老年人维持安全运动的因素。⑤评估运动安全性,采用运动强度与运动自觉量表(RPE)对运动安全性进行评估,确保老年人户外运动安全。

4. 制定运动处方。

综上,根据全面客观的评估结果,为老年人制订循序渐进、安全有效的户外运动方案。

【操作评分标准】

老年人户外休闲运动指导操作评分标准见表1-8。

表1-8　老年人户外休闲运动指导操作评分标准

项目	评价内容	分值	指导实施要点	扣分情况及存在问题
案例分析（12分）		4	逻辑思维清晰	
		4	重点把握全面、分析到位	
		4	思考题考虑全面	
户外休闲运动指导（56分）	准确评估	8	对老年人整体评估准确	
		4	户外环境评估准确	
		8	运动安全性评估准确	
	合理指导	4	依据老年人自身基础情况指导	
		8	依据运动代谢当量指导	
		4	依据运动习惯指导	
		4	依据个人偏好指导	
	运动监测	4	运动强度选择适宜	
		4	记录运动中不良事件及处理情况	
	运动效果	4	运动过程安全有效	
		4	老年人自我体验好	
人文关怀（12分）		4	态度亲切、语言恰当	
		4	沟通有效	
		4	指导内容正确、有效	
团队模拟（20分）		4	医护人员衣帽整齐	
		4	情景设计合理，准备充分	
		4	组织有序，限时内完成操作	
		4	情景模拟生动	
		4	总结分析客观、全面	
总分		100		

【选择题】

A1 题型

1. 除了教会老年人选择适宜的运动方式，更为重要的是让他们在运动中　（　　）

A. 保持精神放松
B. 学会自我监控运动安全
C. 获得喜悦心情
D. 学会保障自身安全
E. 提高身体功能

X 型题

2. 在确定老年人是否能够进行户外休闲运动前，应评估 (　　)
A. 既往病史
B. 医学评估
C. 个人偏好
D. 户外环境
E. 运动安全性

3. 为老年人制订运动方案时应从以下哪些方面考虑 (　　)
A. 运动环境
B. 运动项目
C. 运动时间
D. 运动频率
E. 运动强度

4. 以下说法正确的是 (　　)
A. 运动强度应足够且保障安全，这对于伴有心血管及呼吸系统疾病等慢性病的老年人尤为重要
B. 一般通过测量心率来掌握运动量，运动后最适宜心率(次/min)＝170－年龄
C. 身体健壮者，运动后最宜心率(次/min)＝190－年龄
D. 在 3 min 内心率恢复到运动前水平，说明运动量适宜
E. 在 3～5 min 之内恢复到运动前水平，表明运动量较大，应减少运动量

5. 以下适合老年人运动的户外环境应该是 (　　)
A. 空气新鲜
B. 环境清静
C. 地面平坦
D. 场地宽敞
E. 设施齐全

6. 以下适宜老年人的活动项目有 (　　)
A. 步行
B. 游泳
C. 跳舞
D. 练体操
E. 打保龄球

7. 以下关于糖尿病老年人在运动中的注意事项，说法正确的是 (　　)
A. 可选择跑步、游泳、打太极拳或有节奏的全身运动
B. 运动强度为运动心率在 130 次/min 左右
C. 每次总时间 60 min，分 3 次完成，每周 3 次
D. 每次运动在饭后 50 min 进行，不要在饭前运动
E. 尤其注意不能空腹运动

8. 高血压老年人在运动中应注意 (　　)
A. 患有高血压的老年人的运动方式最好选择有节奏的、较为轻松的运动
B. 可选择快步走、跳交际舞及打太极拳等
C. 运动强度宜选择运动心率在 120 次/min 左右的运动
D. 每次 60 min，每周 3 次

E. 在运动过程中学会自我监测心率

【选择题答案】

1. B　2. ABCDE　3. ABCDE　4. AB　5. ABCDE　6. ABCDE　7. ABCDE　8. ABCDE

【评判性思考】

1. 户外休闲运动与防治老年性疾病的关系是什么?

2. 针对不同老年人的基础健康状况、个体差异和个人偏好,如何达到客观、准确、个体化评估?

3. 老年人户外休闲运动处方在实施过程中应密切关注哪些问题?

4. 可以利用当下哪些设备监测老年人户外运动的效果?

模块二 老年人常见健康问题与护理

项目一 老年人跌倒危险因素评估技术

【实验学时】

2 学时。

【实验类型】

技能型实验。

【学习目标】

1. 能准确评估引起老年人跌倒的危险因素。
2. 能制订预防老年人跌倒的措施。
3. 能熟练与患者交流,适时为患者和家属提供预防跌倒的健康指导。

【实验目的】

1. 掌握引起老年人跌倒常见的危险因素。
2. 为制订预防老年人跌倒的指导措施提供依据。

【临床案例】

张××,女,85 岁,独居,与邻居闲聊后准备回家时不慎跌倒,当即不能站立。老人诉左髋部疼痛异常,拨打 120 送往医院。主诉高血压病史 10 余年,一直服用两种降压药,药名不详。有脑梗死病史,走路时身体前倾,步态不稳。3 个月前如厕时曾跌倒 1 次,当时可站立和行走,无其他不适。体格检查:体温 36.6 ℃,脉搏 85 次/min,呼吸 19 次/min,血压 145/86 mmHg,全身体检未见明显异常。X 射线检查示:老人左侧股骨颈头下型骨折,完全移位。入院遵医嘱进行骨折处理后,护士现对张奶奶“跌倒危险因素”进行评估。

【实验准备】

1. 护士准备:着装整洁,戴口罩。
2. 用物准备:Morse 跌倒评估量表,记录单,笔。
3. 患者准备:给患者解释评估目的及注意事项。

【操作步骤】

一、操作前核对、评估、与患者沟通

1. 核对患者床号、姓名、性别等信息。
2. 评估患者病情、意识状态、语言表达等情况。

参考解释语：

张女士您好！我是您的责任护士李××，让我核对一下您的床号和姓名好吗？是1床张女士吧。张女士，您现在病情怎样？髋部疼痛有没有减轻？（张女士：好很多了，疼痛也减轻了。）一会儿我需要了解一下您跌倒时的一些情况，会问您几个问题，大概需要10 min，您准备一下，我马上过来。（张女士：好的。）

二、操作过程

1. 协助患者取舒适体位。

2. 采用 Morse 跌倒危险因素评估量表（表2-1）对老年人进行评估。

表2-1　Morse 跌倒危险因素评估量表

项目	评分标准	MFS 分值
近3个月无跌倒	无(0分) 有(25分)	
超过1个医学诊断	无(0分) 有(15分)	
使用行走辅助用具	卧床休息、活动由护士照顾或不需要使用(0分) 使用拐杖、助步器、手杖(15分) 需要扶墙/家具或其他物品行走(30分)	
静脉输液/药物治疗	无(0分) 有(20分)	
步态/移动	步态正常/卧床休息/轮椅(0分) 双下肢软弱无力(10分) 残疾或功能障碍(20分)	
认知状态	量力而行(0分) 高估自己或忘记自己受限制(15分)	
总得分		

零危险0～24分；低度危险25～45分；高度危险45分以上

参考解释语：

张女士，咱们开始吧？（张女士：好的。）您这样躺着就可以，如果哪儿不舒服您可以随时跟我说。接下来我会问您一些问题，您根据自己的情况回答即可。

(1)除这一次跌倒外，您之前有无发生过跌倒？如有，大概在什么时候？

(2)您身体状况如何？有高血压、冠心病、糖尿病等慢性病吗？（必要时结合病例报告）

(3)这次跌倒之前，平时行走有无感觉下肢无力？是否需要弯腰或有拖着脚走的情况？需要使用拐杖或别的东西来辅助吗？

(4)您视力、听力如何？

(5)您平时服用药物吗？是什么药？

(6)您平时是按照医生吩咐并根据自己的实际情况量力而行？还是认为各方面情况都很好根据自己的判断来行事？

3. 记录　根据评估情况将详细信息记录在跌倒评估记录单上。

4. 评估结束

(1)向患者表示感谢。

(2)核对患者腕带信息。

(3)告知患者评估结束，整理床单位，交代注意事项。

(4)根据评估结果，为患者提供有针对性的健康指导。

参考解释语：

张女士，我们评估结束了，您还有什么疑问吗？(根据患者情况进行解释)如有任何需要，请按床旁呼叫器，我也会经常来看您的。谢谢您的配合。

【操作流程图】

洗手，戴口罩，准备用物，核对患者，解释目的

↓

协助患者取舒适体位

↓

采用 Morse 跌倒危险因素评估量表进行评估

↓

跌倒史评估：近 3 个月跌倒情况

↓

医学诊断评估

↓

使用行走辅助用具评估

↓

治疗情况评估：静脉输液和服用药物情况

↓

步态和移动情况评估

↓

认知状态评估

【注意事项】

1. 跌倒史评估的注意事项

（1）跌倒史追溯期近 3 个月。

（2）跌倒史评分（无:0 分，有:25 分）。

2. 医学诊断评估的注意事项　患者有与跌倒有关的一个或一个以上医学诊断评分 15 分，无评分 0 分。

3. 使用行走辅助用具评估的注意事项

（1）患者需要扶墙/家具或其他物品行走，评分 30 分。

（2）患者使用拐杖/手杖/学步车，评分 15 分。

（3）患者行走不需要任何物品辅助、步态自然，或使用轮椅，或患者卧床休息不能起床活动，或由护士协助活动而不需要辅助，评分 0 分。

4. 治疗情况评估的注意事项　患者正在进行静脉内治疗（留有静脉内针管）或使用药物治疗（麻醉药、抗组胺药、抗高血压药、镇静催眠药、抗癫痫药、抗痉挛药、轻泻药、利尿药、降糖药、抗抑郁焦虑药、抗精神病药）均评分 20 分，没有 0 分。

5. 步态和移动情况评估的注意事项

（1）功能障碍/残疾：患者因神经功能损伤或骨关节疾病等原因造成的一侧或双侧肢体运动功能下降或残疾（包含视力、听力障碍等），评分 20 分。

（2）步态虚弱：患者可自行站立，但迈步时感觉下肢乏力或无力，需要辅助物品支撑，行走时呈小步态或弯腰，或拖着脚走，评分 10 分。

（3）步态正常、自然，肢体协调/卧床休息/使用轮椅，评分 0 分。

6. 认知状态评估的注意事项

（1）患者表现为意识障碍、躁动不安、沟通障碍、认知障碍（记忆力、判断力下降）或遵医行为差，过于自信，高估自己能力，评分 15 分。

（2）患者意识清醒、遵医行为好，重视跌倒风险，量力而行，评分 0 分。

【操作评分标准】

老年人跌倒危险因素评估技术操作评分标准见表 2-2。

表 2-2　老年人跌倒危险因素评估技术操作评分标准

项目	操作要求	分值	考试评分	备注
操作前准备（10 分）	护士准备：着装整洁、洗手、戴口罩	5		
	用物准备：用物齐全、放置合理	5		
评估（10 分）	患者的年龄、文化背景、病情、骨折情况	3		
	患者的心理状态及合作程度	2		
	患者病情、语言表达等是否适合进行评估	3		
	Morse 跌倒危险因素评估量表准备情况	2		

续表 2-2

项目		操作要求	分值	考试评分	备注
操作要点（60 分）	准备	正确核对患者,给患者解释目的、注意事项	3		
		协助患者取舒适体位	3		
		根据需要进行环境准备	4		
	跌倒史评估	跌倒史追溯期:近 3 个月	3		
		跌倒史评分结果正确	3		
	医学诊断评估	能正确评估患者与跌倒有关的医学诊断情况	3		
		医学诊断评分结果正确	4		
	使用行走辅助用具评估	能正确评估患者步态、轮椅使用等情况	3		
		能正确评估患者使用辅助用具情况	3		
		使用行走辅助用具评分结果正确	4		
	治疗情况评估	能正确评估患者治疗和使用药物情况	3		
		治疗情况评分结果正确	4		
	步态和移动情况评估	能正确评估患者的功能状态情况	3		
		能正确评估患者行走时肢体协调情况	3		
		步态和移动情况评分结果正确	4		
	认知状态评估	能正确评估患者的认知状态	3		
		能正确评估患者的遵医行为	3		
		认知状态评分结果正确	4		
操作后终末处置（10 分）		整理用物,整理床单位	5		
		将评估结果正确记录在跌倒评估记录单上	2		
		向患者简述评分情况并做好解释工作	3		
操作后评价（10 分）		患者能说出跌倒的危险因素	1		
		评估过程中患者没有不适感	1		
		评估过程中患者有需求或其他情况能及时处理	4		
		评估结束后能根据结果给患者做好健康指导	4		
总分			100		

【选择题】

A1 型题

1. 老年人最常见的意外事故为 （　　）

A. 跌倒　　B. 噎呛
C. 疼痛　　D. 尿失禁
E. 药物中毒

2. 老年人跌倒时若臀部着地,最容易发生的损伤是　(　　)
A. 髌骨骨折　　B. 上肢前臂骨折
C. 髋部股骨颈骨折　　D. 头部外伤
E. 股骨干骨折

3. 发现老年人跌倒后,最先要做的是　(　　)
A. 扶起老年人　　B. 拨打急救电话
C. 送医院抢救　　D. 骨折固定
E. 检查生命体征,判断病情

A3 型题

刘女士,80 岁,早晨在公园跳广场舞时,臀部着地摔倒,不能站立和行走,自觉局部剧痛,意识尚清醒,家人随即将其送往医院。老人平素视力不好,最近未服用药物,患类风湿关节炎 20 年,颈椎病 5 年,曾跌倒过 1 次。

4. 该老人可能发生了　(　　)
A. 髌骨骨折　　B. 上肢前臂骨折
C. 髋部股骨颈骨折　　D. 头部外伤
E. 股骨干骨折

5. 导致该老人跌倒的因素最不可能的是　(　　)
A. 既往跌倒史　　B. 跳广场舞
C. 颈椎病　　D. 视力差
E. 用药不当

6. 为明确跌倒造成的损伤首选的检查是　(　　)
A. X 射线　　B. 血糖
C. 血常规　　D. B 超
E. 头颅 CT

7. 对该老人进行护理时,以下不合适的是　(　　)
A. 安慰老人,减少老人对跌倒的恐惧感
B. 为避免老人再跌倒,指导老人尽量减少活动
C. 必要时,鼓励老人使用拐杖
D. 协助医生确定老人损伤情况、积极治疗老人的颈椎病和类风湿关节炎
E. 指导其家属改善老人的居住环境

X 型题

8. 下列可引起或诱发老年人跌倒的因素有　(　　)
A. 过量饮酒　　B. 服用地西泮(安定)
C. 视觉障碍　　D. 听力障碍
E. 体位性低血压

9. 下列可预防或减少老年人跌倒的措施有 （　　）

A. 室内地面防滑　B. 上厕所时使用坐便器

C. 每天坚持锻炼　D. 走廊宽阔，无障碍物

E. 尽量穿宽松衣服

10. 引起老年人跌倒的生理因素包括 （　　）

A. 反应能力下降　B. 步态不稳

C. 听力下降　D. 患有老年痴呆

E. 关节发生退行性变化

【选择题答案】

1. A　2. C　3. E　4. C　5. E　6. A　7. B　8. ABCDE　9. ABCD　10. ABCE

【评判性思考】

1. 发现老年人跌倒后能立即扶起吗？为什么？
2. 老年人发生跌倒为什么与其心理状态有关？其可能的机制是什么？
3. 如何进行交流，才能让患者放松情绪，更好地配合诊疗与护理？
4. 老年人可采取哪些措施减轻跌倒对其造成的伤害？
5. 如何挖掘患者发生跌倒与跌倒危险因素具体机制的大数据？

项目二　老年人营养膳食指导

【实验学时】

3 学时。

【实验类型】

综合型实验。

【学习目标】

1. 了解老年人常用的营养状况评价方法。
2. 能根据老年人病情制订合理的营养计划,并选择合适的营养支持途径。
3. 掌握老年人合理膳食的基本原则,为老年人提供连续的营养膳食指导。

【实验准备】

1. 物品准备:体重秤、卷尺、笔、记录本、汤勺、纸巾、纸杯、治疗碗、灌食器、温开水、静脉高营养治疗用物等。

2. 学生课前准备:每实验小班学生平均分成 4 组,选出组长 1 人。课前通过复习、查阅文献等小组学习老年人营养膳食指导的相关知识。

【临床案例】

患者,李××,男,66 岁,以“厌食、体重下降、间断呕吐 2 个月”为主诉入院。患者在无明显诱因下出现厌食和体重下降,偶伴呕吐,吐出少量含胆汁液体,无吞咽困难、胸痛。患者既往体健,平时稳定的体重为 62 kg,近 2 个月来体重明显减轻,入院时体重为 53 kg,身高 170 cm,入院前 2 周患者进食量明显减少。

体格检查:体温 36.5 ℃,脉搏 60 次/min,呼吸 16 次/min,血压 106/51 mmHg,体重 53 kg。浅表淋巴结未触及,皮肤、巩膜无黄染,心、肺无特殊,腹部平坦,未见胃、肠型,全腹无压痛、无肌紧张,肠鸣音正常,直肠指检未见异常,四肢、关节正常。

辅助检查:红细胞 4.10×10^{12}/L,血红蛋白 118 g/L,血细胞比容 38.6%,血小板计数 216×10^{9}/L,白细胞计数 5.7×10^{9}/L,白蛋白 25 g/L,前白蛋白 0.08 g/L,糖化血红蛋白 6.8 mmol/L,尿素氮 5.2 mmol/L,肌酐 82 μmol/L,葡萄糖 6.7 mmol/L,三酰甘油 2.4 mmol/L,总胆固醇 6.0 mmol/L,钠 150 mmol/L,钾 3.4 mmol/L。头颅 CT 提示轻度脑萎缩;胸片提示双下肺吸入性肺炎表现;腹部摄片正常;全消化道造影检查正常。

【实验内容与步骤】

一、案例讨论

1. 患者初入病房,护士应如何接诊该患者?

学生分组,每组选4位同学进行角色扮演,1名护士、2名家属、1名患者,分别进行评析。

2. 如何为该患者进行营养风险筛查?

2名同学进行角色扮演,1名患者、1名病房责任护士,进行营养风险筛查方法练习,讨论并评析。

3. 情境一:经上述营养风险筛查,患者存在营养不良的风险,分析以下问题:

(1)护士应从哪些方面对患者进行营养风险的评估?

参考答案:①膳食调查,饮食偏好、进食频次、饮食习惯;②人体测量,体重、身高、上臂围、皮褶厚度、腰围、握力;③实验室检查,蛋白营养指标、免疫功能指标;④体格检查,头发、皮肤、五官、肌肉骨骼、循环、神经等。

(2)请为该患者制订营养与膳食的干预计划。

参考答案:治疗膳食,肠外营养。

(3)从哪些方面为该患者实施营养干预方案?

参考答案:制订合理的治疗膳食,如高能量高蛋白膳食;培养患者良好的饮食习惯;遵医嘱给予肠外营养制剂应用;观察患者有无并发症;定期监测各项指标。

4. 情境二:患者入院后,完善相关检查,并给予肠外营养支持,同时鼓励患者少量进食,但患者仍出现呕吐,应用呕吐剂后仍无好转,同时补充白蛋白后,患者生化指标下降,白蛋白20 g/L,前白蛋白0.07 g/L。出现该情况后,请分析以下问题。

(1)是否需要对患者的营养状况再次进行评估?

参考答案:需要。

(2)出现该种情况,还需要实施哪些营养干预措施?

参考答案:肠内营养。

5. 情境三:经过2周积极治疗,患者正常进食,未再出现呕吐,体重56.8 kg,各项生化指标正常,白蛋白38 g/L,前白蛋白0.20 g/L,准备出院。

分析以下问题:

(1)此时责任护士应如何为患者进行出院后的营养膳食指导?

参考答案:补充高能量高蛋白膳食,由少到多,由稀到稠,均衡膳食,细嚼慢咽,纠正偏食。

(2)请为该患者制订出院健康教育计划。

参考答案:营养膳食指导,营养评估宣教,培养良好饮食习惯,保持良好心态和规律作息,定期复查各项指标。

二、学生分组

每组学生代表发言,教师点评分析。

三、技能训练

1. 营养状况评价

（1）人体测量：体重（body weight，BW）、身高（hight）、体重指数（body mass index，BMI）、皮褶厚度与臂围。

方法与步骤：①体重的测定须保持时间、衣着、姿势等的一致，对住院患者应选择晨起空腹、排空大小便、着内衣裤测定。②身高的测量要求被测者赤脚直立于地面，双脚跟靠紧，脚尖成40°～60°角，膝伸直，肩自然放松，上肢自然下垂，头正，眼耳在同一水平面上。由于骨关节病及某些神经系统疾病无法直立的患者，可以用身长、坐高等来代替。

（2）微型营养评定（mini nurtritional assessment，MNA）是一种评价老年人营养状况的简单快速方法，其内容包括人体测量、整体评定、膳食问卷及主观评定等18项内容（表2-3），各项评分相加即为MNA总分。分级标准：MNA≥24分，表示营养状况良好；MNA 17～24分，表示存在发生营养不良的危险；MNA<17分，表示有确定的营养不良。

表2-3　MNA评价表

姓名______　性别____　年龄____　体重______kg　身高______cm

类别		分数
整体评价	1. 体重指数（kg/m^2） BMI <19（0分）　BMI 19～21（1分） BMI 21～23（2分）　BMI≥23（3分）	
	2. 上臂肌围（cm） MAC <21（0分）　MAC 21～22（0.5分）　MAC>22（1分）	
	3. 小腿周径（cm） CC<31（0分）　CC≥31（1分）	
	4. 近3个月来体重减少 体重减少3 kg（0分）　不知道（1分） 体重减少1～3 kg（2分）　体重无减少（3分）	
总体评价	5. 生活自理 否（0分）　是（1分）	
	6. 每天服用3种以上处方药 是（0分）　否（1分）	
	7. 近3个月来有心理疾病或急性病 是（0分）　否（1分）	
	8. 活动能力 卧床或坐椅子（0分） 能离床或离椅子但不能出门（1分） 能出门（2分）	
	9. 神经心理问题 严重痴呆或抑郁（0分）　轻度痴呆（1分）　无心理问题（2分）	
	10. 皮肤溃疡 是（0分）　否（1分）	

续表 2-3

类别		分数
饮食评价	11. 每天餐量 1 餐(0 分)　2 餐(1 分)　3 餐(2 分)	
	12. 蛋白质摄入的指标 是否每天至少 1 次摄入牛奶、奶陷或酸奶? 是否每周 2 次或 2 次以上摄入豆类或蛋类食品? 是否每天摄入肉、鱼或禽类? 0～1 个是(0 分)　2 个是(0.5 分)　3 个是(1 分)	
	13. 每天 2 次或 2 次以上食用蔬菜或水果 否(0 分)　是(1 分)	
	14. 近 3 个月来是否因厌食、消化、咀嚼或吞咽困难致摄入减少 严重食欲不振(0 分) 中度食欲不振(1 分) 轻度食欲不振(2 分)	
	15. 每天饮水量(杯) <3 杯(0 分)　3～5 杯(0.5 分)　>5 杯(1 分)	
	16. 进食情况 进食需要别人帮助(0 分) 进食不需帮助但较困难(1 分) 进食无困难(2 分)	
自身评价	17. 是否自认为有营养问题 严重营养不良(0 分) 中度营养不良或不知道(1 分) 轻度营养不良(2 分)	
	18. 与同龄人相比较自身的营养状况 不很好(0 分)　不知道(0.5 分) 一样好(1 分)　更好(2 分)	
总分:(满分 30 分)		

2. 协助老年人经口进食护理技术

适应证:无咀嚼不便、口腔疾病等影响进食因素的患者。

操作要点:

(1)携用物至床旁,核对患者信息,评估患者情况(病情、治疗、自理能力、饮食种类、合作程度、心理状态、上肢肌力情况,引流管、伤口情况),询问有无特殊需求,向患者讲解操作的过程及配合知识。

（2）取合适体位：坐位或半坐位，保持上身直立。

（3）进食要求：小口进食，细嚼慢咽，协助患者进食过程中，护士应注意食物温度、软硬度及患者的咀嚼能力。汤勺尽量送到舌根部，偏瘫患者从健侧喂食，待口腔无食物才能再次喂食，喂汤时从唇边送入，注意力集中，观察进食量及患者有无不适；并给予相应的饮食指导。进餐完毕后漱口，用湿巾擦净口周，病情许可者进食后保持坐位 30 min；协助患者取舒适卧位。洗手、记录。

协助老年人经口进食技术

3. 肠内营养支持技术

适应证：①吞咽和咀嚼困难；②意识障或昏迷；③消化道瘘；④短肠综合征；⑤炎性肠道疾病；⑥急性胰腺炎；⑦慢性消耗性疾病；⑧纠正和预防手术前后营养不良；⑨其他特殊疾病。

禁忌证：①由于衰竭、严重感染及手术后消化道麻痹所致的肠功能障碍；②完全性肠梗阻；③无法经肠道给予营养，如高流量的小肠瘘。

方法与步骤：

（1）评估：患者病情、意识状态、鼻腔的通畅性、心理状态及合作程度。

（2）核对：护士备齐用物携至患者床旁，核对患者姓名、床号、住院号。

（3）协助患者摆合适体位，留置胃管，妥善固定。

（4）灌注食物：连接注射器于胃管末端，抽吸见有胃液抽出，再注入少量温开水，温度以 38 ~ 40 ℃为宜；缓慢注入鼻饲液或药液，鼻饲量不超过 200 mL，间隔时间大于 2 h；鼻饲完毕后，再次注入少量温开水，冲净胃管。

（5）询问患者舒适度，整理用物，宣教相关注意事项，洗手、记录。

4. 肠外营养支持技术

适应证：①重度营养风险或蛋白质-能量营养不良，经口或经肠道营养素摄入不足，且短期（10 ~ 14 d）无法恢复正常进食者；②胃肠道功能障碍；③肠梗阻、消化道瘘、短肠综合征；④重症活动期炎性肠病，无法耐受肠内营养支持；⑤重症胰腺炎，肠内营养出现不良反应或热量供应不足时，须联合应用肠外营养；⑥放射性肠炎。

禁忌证：严重水、电解质紊乱，酸碱平衡失调；休克、器官功能衰竭终末期。

方法与步骤：

（1）评估患者的沟通、理解及合作能力，中心静脉管道留置时间，管道是否通畅，固定是否牢固，穿刺部位皮肤有无红肿、脓性分泌物等，告知患者/家属注意事项。

（2）携带准备好的肠外营养液到患者床旁。

（3）再次查对配好的营养液标签：床号、姓名、溶液成分、剂量、浓度、配制日期、时间，配制者与查对者签名。严格掌握药物的配伍禁忌，营养液现配现用。

（4）输注前用生理盐水 50 ~ 100 mL 冲管，然后连接营养袋，输入速度以不超过 60 滴/min为宜，有条件者可使用输液泵，注意监测血糖，24 h 内输完，输注过程中每 4 h 用生理盐水 20 mL 冲管 1 次，预防中心管道堵塞。为防止胰岛素吸附引起营养液比重失调及低血糖，输注过程中应定时摇匀营养液。

（5）输注结束后用生理盐水 50 ~ 100 mL 冲管后用肝素钠稀释液 5 mL 冲管、正压封管。

(6)输注过程中严密监测患者的意识状态、体温、血压、心率、尿量、血糖、电解质;观察患者的反应,有无胸闷、心悸等不适症状。注意观察置管处皮肤有无红肿、渗出。

(7)整理床单位,协助患者取舒适卧位。

(8)整理用物、分类放置。

(9)准确记录输注的时间、速度及输注过程中患者的反应,必要时记录24 h出入量。

【操作评分标准】

老年人营养膳食指导操作评分标准见表2-4。

表2-4　老年人营养膳食指导操作评分标准

项目	评价内容	分值	技术实施要点	扣分情况及存在问题
案例分析(12分)		4	临床思维清晰	
		4	按照病情制订计划及方案	
		4	情景案例问题解答	
护理技能操作(60分)	营养状况评估	4	人体测量	
		4	微型营养评定	
	确定营养干预计划	4	选择合适营养支持途径	
		4	个体所需营养物质种类及比例分配	
	实施营养干预	10	协助老年人进食技术	
		10	肠内营养支持技术	
		10	肠外营养支持技术	
	监测	4	营养干预实施后相关指标变化及并发症预防	
	营养膳食健康指导	10	在院及出院后营养膳食相关内容及注意事项	
人文关怀(12分)		4	态度亲切、语言恰当	
		4	沟通有效	
		4	宣教内容正确	
团队合作(16分)		4	情景设计合理,准备充分	
		4	组织有序,限时内完成操作	
		4	情景模拟生动	
		4	总结分析客观、全面	
总分		100		

【选择题】

A1 型题

1.《中国居民膳食营养素参考摄入量》推荐老年人蛋白质的摄入量为（　　）

A. 1 g/(kg·d)　　B. 1.15 g/(kg·d)
C. 1.27 g/(kg·d)　　D. 1.35 g/(kg·d)
E. 1.5 g/(kg·d)

2. 患者，男，67 岁，因食管癌入院准备手术。患者自述目前能进食米粥之类的食物，护士应指导患者的饮食为（　　）

A. 高热量、高蛋白、高脂肪半流食　　B. 低热量、低蛋白、低脂肪流食
C. 高热量、高蛋白、高维生素半流食　　D. 高热量、低蛋白、高维生素半流食
E. 高热量、高蛋白、高维生素普食

3. 患者，女，70 岁，因缺铁性贫血住院治疗，对患者进行饮食宣教，进食含铁丰富的食物。下列食物中含铁最少的是（　　）

A. 瘦肉　　B. 海带
C. 木耳　　D. 猪肝
E. 牛奶

4. 患者，男，50 岁。胃溃疡病史 20 余年，近 1 个月腹部出现不规律疼痛，无恶心、呕吐、体重下降现象。入院检查大便隐血试验阳性，考虑胃溃疡伴消化道出血。下列生活指导正确的是（　　）

A. 禁食　　B. 多饮肉汤
C. 高蛋白、高纤维饮食　　D. 温凉、清淡、无刺激性流食
E. 增加体育锻炼

A3 型题

患者，男，74 岁，因"吞咽困难进行性加重 2 个月余"就诊，入院时体重 54 kg，身高 173 cm，遵医嘱给予留置胃管。

5. 计算 BMI，该患者属于（　　）

A. 过轻　　B. 消瘦
C. 明显消瘦　　D. 正常
E. 肥胖

6. 留置胃管过程中患者突然出现呛咳、面色发绀，应立即采取的措施是（　　）

A. 嘱患者深呼吸　　B. 嘱患者做吞咽动作
C. 托起患者的头部插管　　D. 拔出胃管休息片刻后再插管
E. 继续插管

【选择题答案】

1. C　2. C　3. E　4. D　5. B　6. D

【评判性思考】

1. 针对不同文化背景的老年患者，如何更好地指导患者科学膳食？

2. 如果老年人合并多种疾病，且各种疾病之间的饮食要求又存在一些矛盾，我们该如何保障营养膳食指导的科学性？

项目三　老年人精神慰藉疗法

【实验学时】

3 学时。

【实验类型】

综合型实验。

【学习目标】

1. 了解老年人精神慰藉的常用技术。
2. 教会学生使用倾听、共情、陪伴等支持性心理治疗的方法，改善老年人常见心理问题。
3. 能及时、恰当地与老年人及家属沟通，实施人文关怀。

【实验准备】

1. 物品准备：1 间安静、舒适的房间，2 张单人沙发，1 个茶几或 1 张办公桌；心理测评室；汉密尔顿焦虑量表（Hamilton Anxiety Scale，HAMA），匹兹堡睡眠质量指数量表（Pittsburgh Sleep Quality Index，PSQI）。

2. 学生课前准备：课前通过复习、查阅文献，了解 HAMA、PSQI 的条目内容、评分等。各小组理解支持性心理治疗的方法，每次分组进行现场学习，每组少于 4 人。

【临床案例】

患者丁××，女，67 岁，本科学历，爱人去世半年，有一子一女在外地工作，目前独居，以"紧张不安、心悸、入睡困难半年，加重 1 个月"为主诉来院就诊。经过心电图、生化及影像学等相关检查，未发现明显异常。

1 年前患者的爱人因"心脏病"住院治疗，其间需要患者儿女陪护，但儿女皆因单位工作繁忙，分别轮流勉强请假几天回来陪伴，患者既担心爱人的身体健康状况，又担心儿女请假会影响他们的工作、事业和家庭，存在内疚感。患者出现入睡困难、多梦、易醒、睡眠质量差，反复思考问题，自己不能控制，晨起头脑昏沉，迷迷糊糊，总是提心吊胆，内心不安；担心爱人的疾病复发；担心子女工作出差错；担心孙子上学不安全；1 年前神经内科门诊接受药物治疗后效果欠佳。半年前，爱人因突发心肌梗死去世，患者伤心难过，自感孤单无助，焦虑症状明显，担心病好不了，要"疯了"、要"失去控制了"、记性差、爱唠叨、反复诉说自己的担心和不适，询问家里的人自己是否好不了，时常哭泣，有时想到一死了之。

既往身体健康，无脑外伤及药物过敏史。个人性格偏外向，胆小、敏感，做事认真、严谨，对自己要求严格，与人相处融洽，爱好文学和电影，无烟酒嗜好，否认家族中有精神病患者，体格检查无异常。心理测评显示：HAMA 29 分，可能为严重焦虑；PSQI 18 分，睡眠质量很差。诊断：惊恐障碍。

【实验内容与步骤】

一、案例讨论

1. 老年人初次入院，护士如何接诊老年人及其陪同家属？

学生分组，每组选 4 位同学进行角色扮演，2 名护士、1 名家属、1 名患者，分别进行评析。

2. 如何为该老人进行专科护理评估？

2 名同学进行角色扮演，1 名患者、1 名病房责任护士，进行专科心理问诊练习，分别讨论并评析。

3. 情境一：患者丁××步行搀扶入院，责任护士小王主动起身微笑迎接，与家属一起搀扶患者到病床，取舒适卧位，详细介绍病房内的环境，并做资料采集（如患者一般情况、营养状况、疼痛评估、压疮风险评估、跌倒坠床的注意事项）。

在询问到患者家庭状况时，该老人突然出现心悸、胸闷、大汗淋漓，护士小王一边按床头呼叫器呼叫医生，同时指导患者平卧位，以自我感觉舒适为宜，并向患者表达："我非常理解您此刻的感受，我知道您很担心、害怕，我已经通知了医生，而且我也会一直陪在您身边。"

指导患者调节呼吸，先吸气 4 s，再憋气 7 s，最后再呼气 8 s。护士小王减慢语速，耐心地向患者介绍这个瑜伽式呼吸法："请您根据我的指引把舌尖放在上颚（上齿的后方），让舌头一直保持这个位置，然后用上述 3 个步骤呼吸，呼气时用力地呼，以至于你的嘴唇有被吹动的感觉，会发出嘶嘶的声音，并请您坚持 3 个循环的练习。"

遵医嘱氧气低流量吸入 2 L/min；心电监护示：窦性心律，律齐，心率 98 次/min，呼吸 26 次/min，血压 140/95 mmHg，血氧饱和度 92%。

责任护士小王全程陪伴，握住患者的手进行肢体安抚，缓解患者紧张情绪。

分析以下问题：

（1）各项急救措施是否正确实施？操作是否正确？

参考答案：①首先要鉴别是功能性（无器质性病变）还是病理性（存在器质性病变）不适，该患者门诊检查提示无明显器质性病变，与情绪及压力相关的功能性胸闷、心悸症状急救措施正确。②本案例中护理人员给予的技术操作及心理安抚正确。

（2）支持性心理护理方法是否正确？放松的方法还有哪几种？

参考答案：①本案例中护理人员充分使用了共情的技巧，方法正确。②放松的方式还有转移注意力、听舒缓音乐、大声唱歌或戏曲、自我鼓励、腹式呼吸等。

（3）讨论护士如何与患者进行共情？

参考答案：①首先确认患者的情绪。②理解她（他），用尊重的态度询问；倾听；肢体语言的表达(如轻拍背、抚摸、适当的指导和建议)。

4. 情境二:护士小王观察 20 min 后患者心悸、胸闷、大汗淋漓症状较前明显缓解,再次为患者测量生命体征。心电监护示窦性心律,律齐,心率76 次/min,呼吸 19 次/min,血压 130/85 mmHg,血氧饱和度 99%。护士小王为患者使用屏风遮挡,更换潮湿衣物,并指导其取舒适卧位,再次指导患者做呼吸放松训练。同时给予患者和家属疾病健康指导。①合理饮食,均衡营养,避免吸烟、饮酒,忌兴奋性饮品等;②学会自我调节,转移对焦虑的注意,不要过分注意自己身体的状况;③营造积极、舒适的生活环境,做好陪护,但应避免患者过度依赖;④必要时遵医嘱,按时服药。

分析以下问题:

(1)评估患者此时对放松训练的效果?

参考答案:生命体征正常,躯体感受不适感消失。

(2)在处理病情过程中,护士运用了哪些心理护理技术?是否还有其他的方法?

参考答案:①护理人员在本案例中充分使用了倾听、共情、有效沟通。②其他技术如心理咨询和心理治疗。

5. 情境三:1 周后,经过护士小王规律的陪伴、倾听、共情、安抚、呼吸放松、冥想等心理治疗技术,患者各项生命体征正常,情绪稳定,未再出现心悸、胸闷等不适症状,准备出院。出院时患者家属担心地询问"老人近 1 个月已经惊恐发作 3 次,不知以后是否还会再发作。"

分析以下问题:

(1)此时护士如何回答老人家属的问题?

参考答案:要减少诱因,容易诱发惊恐障碍的因素有不良睡眠、孤独、被强迫、缺乏自信心、药物不良反应等。

(2)帮助护士制订患者出院心理健康指导计划。

参考答案:根据该患者的情况,从生物-心理-社会 3 个方面考虑。

(3)评估老人自我缓解焦虑、稳定情绪的放松方式的掌握程度。

参考答案:患者对本次自我缓解、稳定情绪的放松方式满意,能够主动表达并演示呼吸训练方法。

二、学生分组

每组学生代表发言,教师点评分析。

三、技能训练

倾听、共情、沟通和呼吸训练的方法。

适应证:惊恐障碍、惊恐发作、强迫症、抽动症、广泛性焦虑等。

1. 倾听

定义:倾听是在对方讲话的过程中,听者通过视觉和听觉的同时作用,接收和理解对方思想、信息及情感的过程。对于护士来说,通过身体传达的专注,以及内心的专注,是一个主动引导、积极思考、澄清问题、建立关系、参与心理干预、表现出理解和接纳的过程。

方法：倾听技术包括言语和非言语方法，如关注、重读、询问、内容反应、情感反应等。

2. 共情

定义：按照罗杰斯的观点，共情是指体验他人内心世界的能力。

方法：

（1）自我暴露：为了让患者感受到更多心理支持，护士可以在适当的时候与患者分享与患者相似的自身患病经历及感受，以拉近护士与患者之间的心理距离，给予患者更高程度的共情。

（2）设身处地：护士尽可能理解患者的价值观、生活方式、生活态度等，尽可能容纳患者的认知能力、行为模式、人格特征等；护士表达共情，要善于把握护士-患者角色的转换；护士共情的基础不是要求必须具有和患者相似的经历才能做到共情，而是要求站在患者的角度去看待患者及其问题。

（3）通情达理：护士的共情，其目的就是为了深入、准确地理解患者及其存在的问题。

（4）神入：护士表达共情，除语言表达外，还应学会非语言表达，如目光传递、面部表情、身体姿势和动作等。

3. 沟通：将信息传递给对方，并期望得到对方做相应反应效果的互动过程。

定义：经由言辞或非言辞，清楚地表达自己的思想和意见，并彼此确定了解对方所传达的讯息，使自己的想法和对方的想法达到相同程度的认知。

三大要点：一定要有一个明确的目标；达成共识；把信息、思想和情感在个人或群体间传递。

方法：倾听；不要打断；说话，不要指责；给予，不要保留；祈祷，不要停止；回答，不要争执；分享，不要假装；享受，不要抱怨；信任，不要动摇；原谅，不要惩罚；承诺，不要忘记。

4. 呼吸放松方法（4-7-8 呼吸法）

呼吸放松法

共 3 个步骤：先吸气 4 s，再憋气 7 s，最后再呼气 8 s。这是一个瑜伽呼吸法，根据护士的引导语，用舌尖轻轻顶住上颚，即上齿的后方，让舌头一直保持这个位置，然后用上述 3 个步骤呼吸，呼气时用力地呼，以至于你的嘴唇有被吹动的感觉，并发出嘶嘶的声音。重复做 4 次，也可以多做几次，但每次不要超过 4 个循环，至少在第一个月是这样的。这个方法很适合让患者在短时间内平静下来。

【操作评分标准】

老年人精神慰藉疗法操作评分标准见表 2-5。

表 2-5　老年人精神慰藉疗法操作评分标准

项目	评价内容	分值	技术实施要点	扣分情况及存在问题
案例分析（20 分）	患者资料收集的内容：病例采集，辅助检查是否客观、准确、全面	4	临床思路清晰	
		8	制订病情紧急预案迅速、全面	
		8	思考题回答正确	

续表 2-5

项目	评价内容	分值	技术实施要点	扣分情况及存在问题
护理技能操作（48 分）	倾听	4	环境准备是否合适	
		4	倾听方法是否适当	
		4	接收和理解对方思想、信息、情感的收集是否完整	
	共情	4	共情的方法适当	
		4	分辨“共情”与“同情”	
		4	能否把自己的共情传达给对方，影响对方并取得反馈	
	沟通	4	理解沟通的定义	
		8	准确把握沟通时机及沟通技巧	
	呼吸放松	4	环境评估准确	
		4	准确掌握呼吸放松技巧	
		4	了解呼吸放松的基本原理	
人文关怀（12 分）	人文护理	4	态度亲切、语言恰当	
		4	沟通有效	
		4	宣教内容正确	
团队合作（20 分）	团队	4	医护人员衣帽整齐	
		4	情景设计合理，准备充分	
		4	组织有序，限时内完成操作	
		4	情景模拟生动	
		4	分析总结客观、全面	
总分		100		

【选择题】

1. 关于共情，下列说法中错误的是　　　　（　　）

A. 共情就是体验求职者的内心世界

B. 共情就是把握求助者的情感、思维

C. 共情是最关键的咨询特质

D. 共情就是必须与求助者拥有同样的情感

E. 共情就是咨询师设身处地地理解求助者

2. 共情的具体含义中并不包括　(　　)
   A. 咨询师要以自己的参照框架去剖析求助者的问题
   B. 咨询师借助于求助者的言行,体验对方的内心世界
   C. 咨询师借助于知识和经验,把握对方的体验与其人格之间的联系
   D. 咨询师要运用技巧将自己的共情传达给求助者
   E. 咨询师要走出自己的参照框架而进入求助者的参照框架
3. 共情对于咨询活动而言,最重要的意义在于　(　　)
   A. 有利于咨询师收集材料　B. 建立积极的咨询关系
   C. 有利于求助者自我表达　D. 可使求助者感到满足
   E. 有助于影响求助者并取得反馈
4. 缺乏共情容易造成的咨询后果是　(　　)
   A. 求助者加强自我探索　B. 求助者充满期待
   C. 求助者感到受伤害　D. 咨询师的反应更加具有针对性
   E. 求助者感到被理解、悦纳
5. 正确理解和使用共情时,应注意避免　(　　)
   A. 咨询师走出自己的参照框架　B. 咨询师验证自己的共情程度
   C. 表达共情因人而异
   D. 表达共情不考虑对方的特点和文化背景
   E. 表达共情应把握时机,适度共情
6. 积极的倾听技巧,不包括　(　　)
   A. 将全部注意力集中到患者身上,不仅听自已想听的内容
   B. 站在患者的立场上,表示对患者的立场理解,不要立刻对患者做出判断
   C. 不仅听讲话的内容,还要注意患者的表情和声调,理解患者的需要和同理心,关注患者需求
   D. 不以患者为中心
   E. 与来访者有眼神接触,传达出对来访者的重视
7. 不良的倾听习惯有　(　　)
   A. 设身处地地听　B. 打断他人的谈话
   C. 创造性地听　D. 跟随地听
   E. 认真专注地听

【选择题答案】

1. D　2. A　3. B　4. C　5. D　6. D　7. B

【评判性思考】

1. 针对不同文化背景的老年患者及家属,如何达到更好的护患沟通效果?
2. 对该患者焦虑状态进行客观量化应选择何种测评工具?你能想到几种?

项目四 老年人失眠疗法

【实验学时】

3 学时。

【实验类型】

综合型实验。

【学习目标】

1. 了解老年人失眠的影响因素。
2. 知晓老年人失眠治疗原则。
3. 能为失眠老年人提供有效的心理行为治疗。
4. 做好失眠老年人的沟通及人文关怀。

【实验准备】

1. 物品准备：医嘱联系单、服药卡、药杯、匹兹堡睡眠质量指数量表（PSQI）。

2. 学生课前准备：每实验小班学生平均分成 4 组，选出组长 1 人。课前通过复习，查阅文献、书籍等资料了解老年人失眠相关知识。

【临床案例】

患者王××，女，65 岁，农民，以“反复失眠 1 年余，加重 1 个月，血压升高半年”为主诉来我院就诊。1 年前患者爱人夜间突发脑出血去世，夫妻既往关系和睦，与儿媳孙子同住，儿子在外打工，婆媳关系不和。自 1 年前爱人去世后，患者不敢早睡，担心睡觉时死亡，常于睡前观看家庭情感类节目，胡思乱想，逐渐出现入睡困难、夜间易醒、失眠多梦等症状，白天精神状态差、注意力不集中、心悸、头晕、头疼、浑身无力，1 个月前患者在照看孙子（1 岁）时，孙子从床上跌落，遭儿媳强烈埋怨，患者症状较前加重，天快亮时才能入睡，每日夜间睡眠时间不足 3 h。门诊行心电图、脑 CT 等相关检查，未发现明显异常，今为进一步诊治入院，以“失眠、高血压”为诊断收入我科。患者自发病以来，食欲下降，睡眠差，大小便正常，体重近 1 年下降约 5 kg。

既往发现血压升高半年，收缩压最高达 180 mmHg，未系统治疗。无糖尿病、脑外伤及药物过敏史。个人性格内向，不爱与人交流，喜欢听豫剧，无烟酒嗜好。体格检查无异常。

【实验内容与步骤】

一、案例讨论

1. 患者初入病房，护士如何接诊患者及其家属？

学生分组，每组选4位同学进行角色扮演，2名护士、1名家属、1名患者，分别进行评析。

2. 分析导致患者失眠的原因有哪些？

参考答案：①疾病因素；②精神心理因素。

3. 情境一：责任护士采集资料过程中发现患者情绪焦虑、心情烦躁，为帮助患者改善睡眠问题，护士应用匹兹堡睡眠指数量表全面评估患者睡眠问题，并为患者制订以下帮助睡眠的措施：①睡前拉上窗帘，调节病房适宜温湿度；②晚餐不宜进食过饱，睡前少喝水，临睡前1～2 h避免过于紧张的脑力及体力劳动；③鼓励患者养成有规律的生活起居习惯，根据病情制订适当的日间活动计划，如散步、慢走等，减少日间睡眠时间；④遵医嘱按时服用抗高血压药，定时监测血压；⑤有困意再上床睡觉，躺床上后不再看电视、玩手机等；⑥睡前可以听段豫剧或舒缓的音乐放松心情；⑦教会患者记睡眠日记。

分析以下问题：

(1)除匹兹堡睡眠指数量表外，还有哪些失眠评估工具和方法？分析其优缺点。

参考答案：

A. 多导睡眠仪监测

优点：可对睡眠进行连续性监测，获得可靠的睡眠周期和频率。

缺点：对原发性失眠和因睡眠环境改变引起的继发性失眠可行性差，费用高，场所限制等。

B. 体动记录仪

优点：方便，不受场所限制，使用成本低，可长时间连续记录，对睡眠模式的影响小等。

缺点：对睡眠测定的精确性较差，不能可靠地区分安静清醒和睡眠。

C. 睡眠日记

优点：经济，应用广泛，可显示治疗后睡眠的改变，有助于医生进行个体化治疗。

缺点：主要反映睡眠紊乱的主观感受，不能提供失眠对健康和日间功能的影响。

D. 睡眠问卷

优点：全面评估睡眠质量、特征及与睡眠有关的症状和态度。

缺点：问卷较多，每个问卷的侧重点不同，需根据目的和对象选择适合的评估工具。

(2)以上措施主要运用失眠心理行为治疗中的哪些干预技术？以上措施是否全面？如果不全面，请进行补充。

参考答案：运用了睡眠卫生教育、刺激控制疗法、松弛疗法。

以上措施不全面。补充：患者存在很大的睡眠心理问题，选用认知治疗更为合适，通过专业的精神心理科医师对患者进行心理疏通，帮助患者树立正确的信念和态度，建立起积极、合理的观念。

4. 情境二:23:00 护士巡视病房时,发现患者仍未能入睡,遵医嘱给予患者阿普唑仑 0.4 mg 口服。护士向患者解释时,患者突然情绪激动,说道“我不吃药,吃了以后像我爱人一样夜里睡过去醒不来怎么办?”

分析以下问题:

(1)此时,你应该怎么安抚患者情绪,做好患者及家属沟通?

参考答案:首先安抚患者情绪,暂时不要强迫患者吃药,向患者解释爱人夜间突然去世的原因,告知患者失眠对患者血压的影响和对健康的危害,并告知患者阿普唑仑的作用及不良反应。

(2)经过护士有效沟通,患者同意服用药物,如何做好患者用药健康教育?

参考答案:少数患者有倦乏、头晕、口干、恶心、便秘、视力模糊、精神不集中等症状,夜间放好床档,呼叫器放于床头,留陪家属 1 人,夜间去卫生间时,呼叫家属或护士,防止跌倒坠床发生。

5. 情境三:2 周后,经过有效的药物及失眠心理行为治疗后,患者睡眠情况得到改善,血压得到有效控制,准备出院。患者及家属担心地询问“医生开的催眠药服用后会不会上瘾? 如果不管用了怎么办?”

分析以下问题:

(1)此时护士应如何回答患者及家属的问题?

参考答案:药物副作用较小,应遵医嘱用药,医师会根据病情逐渐停药,自己勿随意减量和停药,应避免长期使用,久用停药有戒断症状。如果药物不起作用,失眠症状加重,勿随意加量,及时就诊。

(2)帮助护士为患者及家属做好出院计划及指导。

参考答案:①药物指导,按时服用抗高血压药及催眠药物,监测血压。②心理护理,告知患者家属注意老人身心健康,家庭和睦。③定期复查。

二、学生分组

每组学生代表发言,教师点评分析。

三、技能训练

1. 匹兹堡睡眠质量指数量表(表 2-6)的使用

适应证:睡眠障碍患者、精神障碍患者评价睡眠质量,同时也适用于一般人睡眠质量的评估。

方法与步骤:①准备 1 间安静、舒适的房间。②向患者解释量表的使用方法、目的及注意事项。③指导并协助患者完成量表。④对评估结果进行汇总、分析。

表 2-6　匹兹堡睡眠质量指数量表

指导语:下面一些问题是关于您最近 1 个月的睡眠状况,请选择或填写与您近 1 个月实际情况的最符合的答案。请回答下列问题:

1. 近 1 个月,晚上上床睡觉通常是____点钟				
2. 近 1 个月,从上床到入睡通常需要____min				
3. 近 1 个月,早上通常起床时间____点钟				
4. 近 1 个月,每夜通常实际睡眠时间____ h(不等于卧床时间)				
5. 近 1 个月,您有没有因下列情况而影响睡眠,请从①②③④四项中选一项,在下面画"√"				
a. 入睡困难(30 min 内不能入睡)	①无	②不足 1 次/周	③1 ~ 2 次/周	④3 次或 3 次以上/周
b. 夜间易醒或早醒	①无	②不足 1 次/周	③1 ~ 2 次/周	④3 次或 3 次以上/周
c. 夜间去厕所	①无	②不足 1 次/周	③1 ~ 2 次/周	④3 次或 3 次以上/周
d. 呼吸不畅	①无	②不足 1 次/周	③1 ~ 2 次/周	④3 次或 3 次以上/周
e. 大声咳嗽或鼾声高	①无	②不足 1 次/周	③1 ~ 2 次/周	④3 次或 3 次以上/周
f. 感觉冷	①无	②不足 1 次/周	③1 ~ 2 次/周	④3 次或 3 次以上/周
g. 感觉热	①无	②不足 1 次/周	③1 ~ 2 次/周	④3 次或 3 次以上/周
h. 做噩梦	①无	②不足 1 次/周	③1 ~ 2 次/周	④3 次或 3 次以上/周
i. 疼痛不适	①无	②不足 1 次/周	③1 ~ 2 次/周	④3 次或 3 次以上/周
j. 其他影响睡眠的事情(请写明)____________	①无	②不足 1 次/周	③1 ~ 2 次/周	④3 次或 3 次以上/周
6. 近 1 个月您的睡眠质量	①很好	②较好	③较差	④很差
7. 近 1 个月您是否经常使用催眠药物才能入睡	①无	②不足 1 次/周	③1 ~ 2 次/周	④3 次或 3 次以上/周
8. 近 1 个月您是否常感到困倦	① 无	②不足 1 次/周	③1 ~ 2 次/周	④3 次或 3 次以上/周
9. 近 1 个月您做事是否精力不足	①没有	②偶尔有	③有时有	④经常有

2. 失眠心理行为治疗:心理行为治疗的本质是改变患者的信念,发挥其自我效能,进而改善失眠症状。心理行为治疗对于原发性失眠和继发性失眠具有良好效果。主要包括睡眠卫生健康教育、刺激控制疗法、睡眠限制疗法、认知治疗和松弛疗法。

(1)睡眠卫生健康教育:帮助患者建立良好的睡眠习惯,营造舒适的睡眠环境。

(2)刺激控制疗法:减少卧床时的觉醒时间,让卧室、床与快速入睡建立起紧密的联系。主要分为以下 4 步。①只有在睡意来临时才上床;②尽量减少在床上进行干扰睡眠的活动,如进食、看电视等;③如果卧床已超过 20 min 仍无法入睡,应起床离开卧室,从事一些简单的活动,待再次感到睡意时再返回卧室,上床睡觉;④不管前晚睡眠质量如何,都要保持规律的起床时间,白天避免打盹或者午睡。

(3)睡眠限制疗法:通过限制卧床的时间,提高睡眠效率。其具体做法:①先做 1 周的睡眠日记，包括几点上床、几点睡着、几点醒等。②根据日记计算出本周每晚平均的睡眠时间和睡眠效率（睡眠效率为睡着时间占全部躺在床上时间的百分比）。③以本周平均每晚睡眠时间作为下周每晚可躺在床上的时间。④如果本周平均每晚的睡眠效率达到90%以上，则下周可提早15～30 min上床；如果睡眠效率在80%～90%，则下周维持原来时间；如睡眠效率低于80%，则下周上床时间要推迟15～30 min。⑤根据上述原则，通过周期性促进睡眠效率，直至达到足够的睡眠时间。

（4）认知治疗：帮助患者认识到自己对睡眠的错误认知，以及对失眠问题的非理性信念和态度，建立起积极、合理的观念。

（5）松弛疗法：通过冥想和肌肉放松等技术降低患者睡眠时的紧张和过度警觉。

3. 口服给药法

适应证：意识清楚，吞咽能力正常，可以进食，无呕吐不止等患者。

方法与步骤：①评估患者情绪、心理状态及配合程度等。②根据医嘱核对服药卡（床号、姓名、药名、剂量、浓度、方法、时间）。③操作前核对、解释。④协助患者服药。⑤整理用物、床单位。⑥用药后健康教育、观察、记录。

口服给药法

【操作评分标准】

老年人失眠疗法操作评分标准见表2-7。

表2-7　老年人失眠疗法操作评分标准

项目	评价内容	分值	技术实施要点	扣分情况及存在问题
案例分析（20分）		4	临床思维清晰	
		8	病例分析全面、仔细	
		8	思考题回答正确、全面	
护理技能操作（48分）	匹兹堡睡眠质量指数量表的使用	4	环境准备合适	
		4	量表使用前解释	
		4	正确指导并协助患者完成量表	
		4	对结果进行正确分析、评价	
	失眠心理行为治疗	4	知晓失眠心理行为治疗方法和内容	
		4	为患者制订适合的方法	
		4	正确实施	
		4	效果评价	
	口服给药法	4	正确执行医嘱	
		4	严格执行查对制度	
		4	遵医嘱给药，操作无误	
		4	用药后观察、记录	

续表 2-7

项目	评价内容	分值	技术实施要点	扣分情况及存在问题
人文关怀（12 分）		4	态度亲切、语言恰当	
		4	沟通有效	
		4	宣教内容正确	
团队合作（20 分）		4	医护人员衣帽整齐	
		4	情景设计合理，准备充分	
		4	组织有序，限时内完成操作	
		4	情境模拟生动	
		4	总结分析客观、全面	
总分		100		

【选择题】

A1 型题

1. 匹兹堡睡眠质量指数量表一共多少个自评条目　（　　）
   A. 15 个　　B. 17 个
   C. 19 个　　D. 21 个
   E. 23 个
2. 慢性失眠的病程时间是指　（　　）
   A. ≥1 个月　　B. ≥3 个月
   C. ≥4 个月，<6 个月　　D. ≥6 个月
   E. ≥1 年
3. 关于失眠的定义，正确的是　（　　）
   A. 通常指患者对睡眠时间和（或）质量不满足并影响日间社会功能的一种主观体验
   B. 指睡眠时间不够
   C. 指患者睡眠质量不足
   D. 总睡眠时间小于 6 h
   E. 睡眠时间和质量都不好
4. 入睡困难指超过多长时间不能入睡　（　　）
   A. 2 h　　B. 1 h
   C. 30 min　　D. 20 min
   E. 15 min

X 型题

5. 失眠症的治疗包括　（　　）

A. 催眠药物　　B. 睡眠卫生教育
C. 认知治疗　　D. 抗精神病药
E. 松弛疗法

【选择题答案】

1. C　2. D　3. A　4. C　5. ABCDE

【评判性思考】

1. 失眠如果未及时有效干预,会对老年人造成哪些影响?
2. 还有哪些改善老年人失眠的措施?

模块三　老年人常见疾病与护理

项目一 年龄相关性白内障患者的护理

【实验学时】

3 学时。

【实验类型】

综合型实验。

【学习目标】

1. 能根据患者资料进行健康评估，识别白内障患者的临床症状、体征及专科检查指标，掌握年龄相关性白内障患者的围手术期护理措施。

2. 能综合运用滴眼药液、结膜囊冲洗、泪道冲洗、非接触眼压计眼压测量等专科护理操作。

3. 能及时、恰当地与患者及其家属沟通，实施人文关怀。

【实验准备】

1. 物品准备：治疗车、眼药液、无菌棉签、受水器、输液器、生理盐水、泪道冲洗用物、非接触眼压计等。

2. 学生课前准备：每个实验小班学生平均分成 5 组，选出组长 1 人。课前通过小组复习、查阅文献等方法学习年龄相关性白内障患者护理的相关知识。

【情景案例】

患者，刘××，女，76 岁。入院前 1 年来无明显诱因出现左眼视力下降，无明显眼红、眼痛，无畏光、流泪，无眼前黑影、雾视等，无眼外伤。现视物模糊逐渐加重。

体格检查：体温 36.7 ℃，脉搏 84 次/min，呼吸 21 次/min，血压 123/82 mmHg，体重 61 kg。意识清醒，查体合作，心肺、腹部、神经系统等检查无明显异常。眼科检查：①视力，右眼 0.8，左眼 0.1。②眼压，右眼 13.8 mmHg，左眼 16.1 mmHg。③右眼未见明显异常，左眼球结膜无充血，角膜透明，前房中深，KP(-)，闪辉(-)，虹膜(-)，瞳孔大小正常，晶状体皮质灰白色混浊，玻璃体及眼底看不清。

辅助检查：血常规、肝肾功能、电解质、病毒四项、凝血四项、心电图、胸片结果均正常。

专科检查：角膜曲率及眼轴长度测量、角膜内皮细胞、眼部 B 超等。

【实验内容与步骤】

一、案例讨论

1. 患者初入病房,护士如何对其进行护理评估？护理评估的重点是什么？

学生分组,每组选3位同学进行角色扮演,1名护士、1名患者、1名家属,进行护理评估练习。讨论并评析。

2. 该患者病情观察要点有哪些？

3名同学进行角色扮演,1名护士、1名患者、1名家属,分别进行评析。

3. 情境一:患者刘××拟于明日手术,遵医嘱给予抗生素眼药水滴眼、泪道冲洗、结膜囊冲洗。患者刘××心理压力较大,反复询问护士术后视力能否恢复正常。

分析以下问题:

(1)护士操作前需要观察患者的哪些眼部情况？

参考答案:护士操作前需要观察患者眼部是否有急性炎症和脓性分泌物。

(2)泪道冲洗结果如何正确判断？

参考答案:泪道冲洗结果判断如下。①冲洗针不达骨壁且原管反流,反流液为清液,提示相应泪小管阻塞;②冲洗针不达骨壁且原管反流,反流液伴少量脓、黏液,提示相应泪小管阻塞伴泪小管炎;③冲洗针不达骨壁且另一泪小管反流,反流液为清液,提示泪总管阻塞;④冲洗针不达骨壁且另一泪小管反流,反流液伴少量脓、黏液,提示泪总管阻塞伴泪小管炎;⑤冲洗针可达骨壁且原管反流,提示鼻泪管阻塞或伴另一泪小管阻塞;⑥冲洗针可达骨壁部分原管反流部分另一泪小管反流,提示鼻泪管阻塞;⑦冲洗针可达骨壁部分另一泪小管反流部分入咽,提示鼻泪管狭窄。

(3)护士如何向患者进行解释和心理疏导,实施人文关怀？

参考答案:向患者和家属进行心理疏导,告知患者和家属手术的流程和术后可能出现的并发症,以及手术后影响视力恢复的因素有哪些。鼓励患者和家属共同参与疾病管理,缓解心理压力。

4. 情境二:术后第1日晨患者刘××诉昨晚夜间睡眠差,右眼胀痛。遵医嘱给予测量眼压。

分析以下问题:

(1)患者眼睛胀痛的原因最可能是什么？为什么？

参考答案:患者眼睛胀痛的原因可能是眼压高。术后造成眼压高的最可能原因是黏弹剂残留。

(2)眼压测量的方法有哪些？

参考答案:①指测法;②Schiotz眼压计;③Goldmann压平眼压计;④非接触眼压计。

二、学生分组

每组学生代表发言,教师点评分析。

三、技能训练

1. 滴眼药法

适应证:预防、治疗眼部疾病、散瞳、缩瞳及表面麻醉等需局部用眼药水者。

方法与步骤:

(1)操作前洗手,核对患者的床号、姓名、性别、眼别、药名、剂量、浓度、用法、时间、药物性状和有效期。

(2)患者取坐位或仰卧位,头略后仰并向患侧倾斜,用无菌棉签或棉球轻轻擦去患者眼部分泌物。

滴眼药液

(3)操作者左手持棉签轻轻拉开患者下眼睑,嘱患者眼向上注视,暴露下穹窿的结膜囊。

(4)右手持眼药瓶将药液 1 ~2 滴滴入下穹窿的结膜囊内。

(5)轻提上眼睑使药液进入整个结膜囊内,嘱患者轻轻闭眼 1 ~2 min,用棉签拭干外溢的药液、泪液。

(6)协助患者取舒适体位。

(7)整理用物、洗手。

(8)记录并观察用药后的反应。

2. 泪道冲洗

适应证:内眼手术前常规冲洗泪道,了解泪道有无脓液、狭窄、堵塞等情况,排除泪囊炎,防止术后感染。

方法与步骤:

(1)操作前洗手,核对患者的床号、姓名、性别、眼别、药名、剂量、浓度、用法、时间、药物性状和有效期。

(2)查对医嘱,再次确认患者及眼别、冲洗液体。

冲洗泪道

(3)协助患者坐靠背椅或取仰卧位,固定头部。

(4)操作者以棉签轻挤压泪囊区,排除泪囊内的积液、脓液。

(5)患者头略后仰,滴表面麻醉药于泪点处或用消毒小棉签蘸表面麻醉药夹于上下泪点间,嘱患者闭眼夹小棉签 3 ~5 min,使泪道黏膜表面麻醉。

(6)准备冲洗液。

(7)更换泪道冲洗针头。

(8)患者取舒适体位,头部固定,向上注视,手持受水器紧贴冲洗侧壁的颊部,操作者右手持泪道冲洗器,左手持消毒棉签拉开下睑,暴露下泪点把针头垂直插入下泪点 1 ~2 mm,然后转为水平方向向鼻侧进入泪小管内 3 ~5 mm,将针头稍往后退,将冲洗液缓缓注入泪道,并询问患者有无液体流入鼻腔或咽部,同时观察泪点处有无液体或分泌物反流量的多少、分泌物的性质,推注冲洗液时有无阻力,用以判断泪道的通畅情况。

(9)冲洗完毕,直接退出针头,滴抗生素眼药液,用棉签擦干流出的液体及分泌物。

(10)记录冲洗情况　从何处进针,有无阻力,冲洗液流畅情况(包括患者感觉),有无分泌物。

3. 结膜囊冲洗

适应证:清除结膜囊内的分泌物、异物、化学伤时溅入的酸碱性化学物质;眼科手术前的眼部常规清洁;眼睑、角膜、结膜等组织受伤时的创面清洁。

方法与步骤:

(1)衣帽整齐,洗手,戴口罩。根据医嘱备齐用物携至患者床旁,核对患者信息(床号、姓名、性别)、冲洗液、眼别。

(2)评估患者的眼部情况及配合程度,向患者及家属解释操作的目的、过程和配合方法,以取得患者的配合。

(3)协助患者取仰卧位或坐位,头稍后仰倾向于患侧。

(4)再次核对医嘱及患者信息(床号、姓名、性别、眼别)。

(5)准备冲洗液:操作者将冲洗液悬挂在输液架上,使输液瓶高于患者头部50 cm,按照输液程序将一次性输血器或输液器插入冲洗液瓶中。

冲洗结膜囊

(6)将治疗巾对角相折,垫于患眼侧肩部,头稍向冲洗侧倾斜,将受水器紧贴冲洗眼一侧的面颊部,由患者自持。

(7)取下输液器针头,一手持冲洗管道,冲洗前试测冲洗液温度,冲洗管道末端距眼睑3 ~4 cm,冲洗患者眼部周围皮肤、睑缘、睫毛根部,然后用另一手轻柔翻转患者上下眼睑,以充分暴露结膜囊,同时嘱患者上下左右转动眼球,使结膜囊的各个部位得到彻底冲洗。

(8)冲洗完成后,检查冲洗是否彻底,患者眼内是否还有异物,用无菌棉签(必要时用纱布)擦干眼睑皮肤及面部的液体。

(9)洗手,再次核对医嘱及患者信息(床号、姓名、性别、眼别)。

(10)询问患者有无不适,交代注意事项。整理床单位,协助患者取舒适卧位。

整理用物,洗手,记录。

4. 非接触眼压计测量眼压

适应证:需测量眼压者。

方法与步骤:

(1)评估患者并解释,核对患者床号、姓名、性别和眼别,评估患者的眼部情况,患者取坐位。

(2)打开电源(先开电动桌电源,再开机器电源),检查眼压计性能是否良好,对前额靠垫和颏托进行消毒。

非接触眼压测量

(3)再次核对医嘱及患者信息(床号、姓名、性别、眼别)。

(4)嘱患者将其下颏紧靠在颏托上,前额紧靠在前额靠垫上。

(5)调整光具座和座椅的高度,使患者感觉舒适,注意不要让患者的下颏从颏托上探出。

(6)用颏托按钮移动颏托,使患者眼睛与高度调整标记对齐。

(7)调节操作杆,让喷嘴对准角膜正中部位,此时眼压计监视器上自行显示待测眼别。嘱患者双眼同时注视前方,睁大眼睛注视仪器内定影指示灯,并告知测量时有轻微气流喷出,避免瞬目及后退。

(8)按测量按钮进行测量,连续进行3次测量,测量结束后,在控制板上选择“print”(打印),将结果打印出来。

(9)再次核对医嘱及患者信息(床号、姓名、性别、眼别),若为门诊患者,嘱其保存好结果交于医生。

(10)关闭电源开关(先关机器电源,再关电动桌电源),清洁喷嘴,对前额靠垫和颏托进行消毒,盖上喷嘴帽,并用防尘罩罩上。

【操作评分标准】

年龄相关性白内障患者的护理操作评分标准见表3-1。

表3-1 年龄相关性白内障患者的护理操作评分标准

项目	评价内容	分值	技术实施要点	扣分情况及存在问题
案例分析(12分)		4	临床思维清晰	
		4	对疾病临床表现观察到位、全面	
		4	思考题回答正确	
护理技能操作(56分)	滴眼药液	4	遵医嘱给药,操作无误	
		5	滴眼药方法正确	
		4	遵循无菌原则	
	泪道冲洗	4	评估患者眼部情况方法正确	
		4	泪道操作步骤正确	
		5	泪道冲洗结果判断正确	
		4	泪道冲洗结果记录正确	
	结膜囊冲洗	4	冲洗液正确	
		5	结膜囊冲洗方法正确	
		4	遵循无菌原则	
	眼压测量	4	评估患者眼部情况方法正确	
		4	体位摆放正确	
		5	眼压测量方法正确	
人文关怀(12分)		4	态度亲切、语言恰当	
		4	沟通有效	
		4	宣教内容正确	
团队合作(20分)		4	医护人员衣帽整齐	
		4	情景设计合理,准备充分	
		4	组织有序,限时内完成操作	
		4	情景模拟生动	
		4	总结分析客观、全面	
总分		100		

【选择题】

A1 型题

1. 正常人群的双眼眼压差异小于（　　）

A. 2 mmHg　　B. 5 mmHg

C. 8 mmHg　　D. 10 mmHg

E. 不确定

2. 通常正常眼压定义在（　　）

A. 11 ~ 21 mmHg　　B. 10 ~ 21 mmHg

C. (16±3) mmHg　　D. >21 mmHg

E. <10 mmHg

3. 双眼滴眼药液时，为防止两眼交叉感染，应先滴（　　）

A. 健眼　　B. 患眼

C. 左眼　　D. 右眼

E. 不确定

4. 泪道冲洗时，冲洗针头垂直插入患者泪小点的深度为多少，再转成水平方向（　　）

A. 1 mm　　B. 1 ~ 2 mm

C. 2.5 mm　　D. 3 mm

E. 3.5 mm

5. 泪道冲洗有阻力，部分清水自泪点反流，部分流入鼻腔，说明（　　）

A. 泪小管阻塞　　B. 鼻泪管阻塞和泪小管阻塞

C. 鼻泪管阻塞　　D. 鼻泪管阻塞合并慢性泪囊炎

E. 泪总管狭窄或鼻泪管狭窄

6. 滴眼药液正确的部位为（　　）

A. 上穹窿部　　B. 下穹窿部

C. 内眦部　　D. 外眦部

E. 角膜

7. 滴两种眼药液之间需要间隔（　　）

A. 3 min　　B. 4 min

C. 5 min　　D. 6 min

E. 7 min

8. 泪道冲洗时，冲洗液完全自注入的原路返回者为（　　）

A. 泪总管阻塞　　B. 鼻泪管阻塞

C. 鼻泪管狭窄阻塞　　D. 泪道通畅

E. 泪小管阻塞

9. 滴用散瞳眼药时，滴后需要用棉签压迫泪囊区（　　）

A. 1 min　　B. 2 ~ 3 min
C. 4 min　　D. 5 min
E. 6 min

10. 冲洗泪道时,若冲洗液自下泪点注入,液体自上泪小点反流,说明　(　　)
A. 泪总管阻塞　　B. 鼻泪管阻塞
C. 鼻泪管狭窄阻塞　　D. 泪道通畅
E. 泪小管阻塞

X 型题

11. 影响眼压的因素包括　(　　)
A. 房水排出率　　B. 房水生成率
C. 房水排出受阻　　D. 眼内容物的体积
E. 视网膜的血流量

12. 泪道冲洗的目的包括　(　　)
A. 防止感染　　B. 判断泪道狭窄部位
C. 泪道疾病诊断　　D. 泪道疾病治疗
E. 急性泪囊炎治疗

13. 不会引起急性泪囊炎的细菌有　(　　)
A. 摩-阿杆菌　　B. 肺炎双球菌
C. 铜绿假单胞菌　　D. 金黄色葡萄球菌
E. 链球菌

14. 视力突然发生障碍的是　(　　)
A. 眼眶肿瘤　　B. 视网膜中央动脉阻塞
C. 视盘水肿　　D. 视网膜色素变性
E. 视网膜中央静脉阻塞

15. 影响滴眼药药物疗效的因素有　(　　)
A. 药液从眼睑缝隙流失　　B. 药物的脂溶性与解离度
C. 滴眼液的刺激性　　D. 滴眼液的表面张力
E. 滴眼液的黏度

【选择题答案】

1. C　2. B　3. A　4. B　5. E　6. B　7. C　8. E　9. B　10. A　11. ABCD　12. ABCD　13. ABCE　14. BE　15. ABDE

【评判性思考】

1. 患者围手术期最主要的心理问题是什么？为什么？

2. 眼科专科护理操作时,我们如何确认患者的眼别？我们核对患者眼别的方法有哪些？

3. 患者术后使用纱布包扎单眼,如何预防患者跌倒坠床？

项目二　老年耳聋患者的护理

【实验学时】

3 学时。

【实验类型】

综合型实验。

【学习目标】

1. 熟练掌握耳解剖特点及评估听力的方法。
2. 评估患者有无因听力障碍发生意外的可能。
3. 掌握延缓老年性耳聋的常见措施。
4. 运用恰当的方式与耳聋患者进行有效沟通，实施人文关怀。

【实验准备】

学生课前准备：每实验小班学生平均分成 4 组，选出组长 1 人。课前通过小组复习、查阅文献等方法学习强化老年耳聋患者护理的相关知识。

【临床案例】

患者，张××，男，75 岁，以“进行性听力下降伴耳鸣 6 个月余”为主诉于 2017 年 6 月 8 日来我院就诊，来时患者意识清醒、精神可。其家属反映，患者于 6 个月前出现听力下降，起始对门铃声、电话铃声不敏感，后逐渐出现交流困难，理解困难，出现烦躁情绪。患者既往有吸烟史 40 余年，高血压 30 余年，糖尿病 20 余年，抗高血压药及降糖药未遵医嘱规律服用。体格检查：体温 36.6 ℃，脉搏 86 次/min，呼吸 19 次/min，血压 152/86 mmHg，随机血糖 12.0 mmol/L。余全身体检未见明显异常。针对此患者制订护理计划并有效实施护理措施。

【实验内容与步骤】

一、案例讨论

1. 患者初入病房，护士如何接诊患者及其家属？

学生分组，每组选 4 位同学进行角色扮演，1 名护士、2 名家属、1 名患者，分别进行评析。

2. 如何为该患者进行专科体格检查？

2 名同学进行角色扮演，1 名患者、1 名病房责任护士，进行患者体格检查练习。讨论并评析。

3. 情境一：患者步行入病房，责任护士小刘热情主动为患者办理住院手续，将患者引导至5人间病房，准备进行资料采集，5 min后，患者情绪烦躁，不愿继续交流，此时患者血压160/100 mmHg，心率96次/min，小刘立即更换患者交谈地点，选择在安静的环境中进行，并微笑着轻拍老人的肩膀，正面进入老年人的视线，放慢语言速度，靠近老人耳边，使用尽可能短的语句进行沟通，并备好纸张和笔，必要时进行书面交流，10 min后，老人情绪缓解，责任护士小刘顺利完成入院评估。

分析以下问题：

(1)当患者出现烦躁情绪时，责任护士小刘的处理措施是否正确？

参考答案：正确，更换交谈环境。

(2)临床工作中，如何采用非语言性沟通，与患者进行有效沟通并进行耳聋程度分级？

参考答案：①多与患者接触，耐心倾听说话；②采用多种沟通交流方式，如写字板、手势或肢体语言；③靠近患者耳边，采用合适的语速。

(3)讨论护理人员采取哪些措施，可以减轻住院老年性耳聋患者的焦虑情绪？

参考答案：①多与患者接触，耐心倾听说话；②采用多种沟通交流方式，如写字板、手势或肢体语言；③靠近患者耳边，采用合适的语速；④多向患者讲解疾病常见原因及生活注意事项。

4. 情境二：第二天下午，责任护士小刘探视患者，老人微笑着询问小刘“是什么原因导致我的听力缓慢下降？以后的日常生活中，我应该注意哪些方面？”

小刘微笑并握着老人的手，详细给出了答案：①随着年龄的增长，老年人听力会有不同程度的下降，属于生理现象。②高血压、糖尿病均对人体的血供造成影响，从而影响耳的供血。长期吸烟亦会导致内耳供血不足。③不良的生活习惯，如高脂饮食、长期使用耳塞听音乐或广播等。④避免使用耳毒性药物，如链霉素、庆大霉素、卡那霉素等。⑤避免长时间接触噪声。⑥建议您以后适当运动，如散步、慢跑、打太极拳等。建立良好的生活习惯，清淡饮食，多吃新鲜蔬菜和水果。⑦遵医嘱规律服用降低血压及血糖的药物。

分析以下问题：

(1)评估健康教育的效果，怎样提高患者服药的依从性？

参考答案：①告诉按时服药的重要性；②建立随访计划，定时指导患者用药。

(2)日常生活中，老人还应该注意哪些方面？

参考答案：①告知老人吸烟的危害，戒烟；②避免长时间接触噪声，长期使用耳机；③告知老人遵医嘱服药的重要性，鼓励老人写日记。

5. 情境三：经过1周积极治疗，患者各项生命体征正常，准备出院。责任护士小刘为患者再次讲解出院注意事项，此时老人儿子问道“小刘，我听病房的人说，安装助听器可以改善听力，是吗？效果怎么样？有没有什么副作用？”

分析以下问题：

(1)此时护士如何回答患者及家属的问题？临床上常用的助听器的种类有哪些？如何选择适合老人的助听器？

参考答案：积极帮助患者咨询相关技师，给予专业指导。

(2)佩戴助听器的患者日常生活中有哪些注意事项?

参考答案:①要按照指导计划,佩戴助听器,遵循循序渐进的过程;②起初建议在家中相对安静的环境中使用,熟悉和分辨各种声音;③在患者佩戴助听器的初期,家人要积极配合,注意说话的音量和语速。

(3)家属在与老人沟通交流时,应注意哪些方面? 如何减轻老年患者的烦躁情绪?

参考答案:注意说话的音量和速度,积极鼓励患者,给予信心。

二、学生分组

每组学生代表发言,教师点评分析。

三、技能训练:患者耳聋的分级

适应证:听力下降的患者。

方法与步骤:评估患者的心理状态,置于安静房间。

判断标准:按 WHO 1980 年耳聋分级标准,将平均语言频率纯音听阈分为 5 级。

轻度聋:听力计检查纯音和语言听阈在 26 ~40 dB。

中度聋:听阈 41 ~55 dB。

中重度聋:听阈 56 ~70 dB。

重度聋:听阈 71 ~91 dB。

全聋:纯音测听听阈超过 91 dB。

【操作评分标准】

老年耳聋患者的护理操作评分标准见表 3-2。

表 3-2　老年耳聋患者的护理操作评分标准

项目	评价内容	分值	技术实施要点	扣分情况及存在问题
案例分析(20 分)	患者资料收集的内容:病例采集准确、全面	4	临床思维清晰	
		8	制订病情紧急预案迅速、全面	
		8	思考题回答正确	
护理技能操作(48 分)	耳聋分级评估	4	评估方法合理	
		4	评估结果准确无误	
	入院评估	4	合适的评估环境	
		8	准确把握沟通技巧	
	住院期间指导	8	评估耳聋相关危险因素	
		8	给予患者心理疏导	
		4	患者情绪稳定	
	出院健康指导	4	制订针对性的健康教育计划	
		4	评估健康教育效果	

续表 3-2

项目	评价内容	分值	技术实施要点	扣分情况及存在问题
人文关怀（12 分）	人文护理	4	态度亲切、语言恰当	
		4	沟通有效	
		4	宣教内容正确	
团队合作（20 分）	团队	4	医护人员衣帽整齐	
		4	情景设计合理，准备充分	
		4	组织有序，限时内完成操作	
		4	情景模拟生动	
		4	总结分析客观、全面	
总分		100		

【选择题】

A1 型题

1. 下列关于耳聋分级的表述，哪一项是错误的 （　　）
   A. 临床上以言语频率的平均听阈为准，将耳聋分作 4 级
   B. 在听力残疾鉴定中聋与重听均指双耳，若双耳聋的程度不同，以听力较好耳为准
   C. 我国听力“残疾标准”中的二级重听相当于国际标准 C 级
   D. 国际标准 F 级即为全聋
   E. 国际标准 F 级相当于我国听力“残疾标准”的一级聋
2. 老年性耳聋的典型表现不包括 （　　）
   A. 双耳对称性的进行性缓慢听力下降
   B. 低频听力首先受累
   C. 往往伴有言语理解能力的明显下降
   D. 大多数伴有耳鸣
   E. 是因为听觉系统衰老而引发的
3. 听力损失为 71 ~90 dB 为 （　　）
   A. 轻度聋　　B. 中度聋
   C. 中重度聋　　D. 重度聋
   E. 极度聋
4. 老年性耳聋的易患因素不包括 （　　）
   A. 高血压与动脉硬化　　B. 糖尿病与微血管病变
   C. 肾功能不全　　D. 冠心病
   E. 甲状腺功能低下

5. 目前认为与感音神经性耳聋有关的元素代谢是　（　　）

A. 铜　　B. 碘

C. 铅　　D. 磷

E. 砷

【选择题答案】

1. D　2. B　3. D　4. C　5. E

【评判性思考】

1. 该老人还可能存在哪些护理问题？
2. 针对不同文化背景的老年患者，如何更好地改善患者不良情绪？

项目三 阿尔茨海默病患者的护理

【实验学时】

2 学时。

【实验类型】

综合型实验。

【学习目标】

1. 能在阿尔茨海默病患者发生激越行为时实施正确的治疗和护理。
2. 能够正确使用保护性约束带。
3. 及时、恰当地与患者家属沟通,实施人文关怀。

【实验准备】

1. 物品准备:肌内注射用物、约束带、多功能床。

2. 学生课前准备:每实验小班学生平均分成 4 组,选出组长 1 人。课前通过小组复习、查阅文献等方法学习强化阿尔茨海默病患者护理的相关知识。

【临床案例】

患者,李××,男 80 岁,主诉"进行性记忆力减退 7 年"。因近 7 年记忆力差,计算力差,不认识家人,不认识回家的路,做一些重复性动作,近 1 周出现打人骂人、行为紊乱等激越行为,遂来我院就诊。患者现口服多奈哌齐(安理申)1 片 1 次/d,美金刚片(易倍申)1 片每晚 1 次,右佐匹克隆片(文飞)1 片 1 次/d。门诊以"阿尔茨海默病"收入我科。入院时生命体征:体温 36.4 ℃,脉搏 84 次/min,呼吸 21 次/min,血压 142/86 mmHg,体重 72 kg。

【实验内容与步骤】

一、案例讨论

1. 患者初入病房,护士如何接诊患者及其家属?

学生分组,每组选 3 位同学进行角色扮演,1 名护士、1 名家属、1 名患者,分别进行评析。

2. 如何为该患者实施有效沟通,进行专科护理评估?该患者是否存在走失风险,应该如何防范?

学生分组,每组选 3 名同学进行角色扮演,1 名患者、1 名家属、1 名病房责任护士,进行沟通。讨论并评析。

3. 情境一:该患者在病房突然情绪激动,护士用亲切的话语安慰、劝导患者,尝试由信任的人给予安抚,以稳定患者的情绪。10 min 后患者出现摔东西、打人、骂人的激越行为。护士协助家属使用保护性约束带,以防止患者自伤或他伤。

分析以下问题:

(1)护士的处理方法是否妥当? 操作是否正确?

参考答案:护士的处理及操作妥当。当患者发生激越行为时,应立即将认知障碍患者与激惹他的人或环境分开。尝试由信任的人给予安抚。

(2)如何对病室内潜在的危险因素进行客观评估? 护士应如何防止患者自伤或他伤?

参考答案:①病室内应设施合理,使用护栏床,坐式马桶,地面保持干燥、平坦,注意防滑,室内光线适宜。②护士应评估病室内有无存在安全隐患的物品,如剪刀、玻璃、锐器等。做好安全防范。③做好自身防范,与认知障碍老人保持一手臂远的距离,应在认知障碍老年人的可视范围内接近,避免从身体背后突然碰触或呼喊。

4. 情景二:20 min 后患者仍情绪激动高声呼喊,手舞足蹈,骂人,护士给予屋内同屋人员疏散、心理疏导。医生临时医嘱给予肌内注射及口服药物进行镇静。

地西泮针(安定针)[10 mg]1 支　2 mL　肌内注射

奥氮平片(欧兰宁)[5 mg]　1 片　口服

分析以下问题:

(1)此时护士应重点观察患者用药后哪些症状?

参考答案:护士应重点观察患者用药后有无呼吸抑制、体位性低血压等药物不良反应的发生。

(2)请帮助护士制订应对激越行为的预案。

参考答案:①应保持冷静,不应对抗或表现出愤怒;②立即通知医生,配合治疗,合理使用药物;③做好安全防范,防止意外的发生;④做好家属的解释及患者的安抚工作。

5. 情景三:经过药物治疗、心理护理等治疗 1 周后,患者激越行为得到控制,情绪稳定,准备出院。患者家属询问"患者今后还会出现激越行为吗?"

分析以下问题:

(1)此时护士如何回答老人家属的问题? 怎样实施人文关怀?

参考答案:①护士应给予疾病相关知识的讲解,嘱家属按医嘱督促用药,不随意增减药量,以控制症状。②当患者表现好时,如完成某项简单的任务后应给予充分的肯定、表扬。鼓励家属多陪伴,与患者接触交流,增加对其的情感支持。

(2)如何为该患者提供安全的生活环境?

参考答案:①居室应设施简单、光线充足、无门槛等障碍物;②常用物品应放置在固定位置,刀剪、药品、杀虫剂需收藏好;③电源、天然气等开关要有安全装置。

二、学生分组

每组学生代表发言,教师点评分析。

三、技能训练

1. 阿尔茨海默病发生攻击性激越行为的处理方法

适应证:出现攻击行为的患者。

方法与步骤:

(1)当患者发生攻击性行为时,照顾者要保持冷静,最大限度地降低攻击性带来的危险。

(2)要用简单而温柔的言语去安抚患者,寻找可能引起患者攻击行为的人和事。

(3)避免周围环境中不安全因素,做好安全防范,总结经验,避免再次发生同样的事情。

(4)另外可以通过听音乐、散步以及做患者喜欢的事情分散其注意力。

(5)要避免正面冲突,避免刺激性言语,不能因患者无理由的打人、摔东西等行为而批评责备,这样反而会使激越行为加重。

2. 约束带的使用

适应证:躁动、昏迷、谵妄。

方法与步骤:

(1)约束带常用于固定手腕及踝部,使用时,先用棉垫包裹手腕及踝部,再用约束带系成双套结,套在棉布外,松紧度适宜,然后将绷带尾端系于床端。

(2)向家属解释清楚使用约束带的目的,定时观察患者腕部或踝部的温度、血运情况,保持舒适体位。

约束带使用

【操作评分标准】

阿尔茨海默病患者的护理操作评分标准见表3-3。

表3-3 阿尔茨海默病患者的护理操作评分标准

项目	评价内容	分值	技术实施要点	扣分情况及存在问题
案例分析（20分）		4	临床思路清晰	
		8	制订病情紧急预案迅速、全面	
		8	思考题回答正确	
护理技能操作（48分）	病情观察	4	生命体征监测	
		8	瞳孔大小,意识改变	
		8	记录病情,观察用药反应	
	镇静处理	4	遵医嘱给药,操作无误	
		8	遵循无菌原则,操作熟练	
		4	避免患者自伤及他伤	
	约束带使用	4	正确选择约束带	
		4	固定方法正确	
		4	观察要点复述正确	

续表 3–3

项目	评价内容	分值	技术实施要点	扣分情况及存在问题
人文关怀（12 分）		4	态度亲切、语言恰当	
		4	沟通有效	
		4	宣教内容正确	
团队合作（20 分）		4	医护人员衣帽整齐	
		4	情景设计合理，准备充分	
		4	组织有序，限时内完成操作	
		4	情景模拟生动	
		4	总结分析客观、全面	
总分		100		

【选择题】

X 型题

1. 阿尔茨海默病激越行为分为哪几种　（　　）
   A. 攻击行为　B. 躯体非攻击行为
   C. 语言性激越行为　D. 重复行为
   E. 躯体攻击行为
2. 阿尔茨海默病主要症候群为　（　　）
   A. 日常生活能力丧失　B. 精神及行为异常
   C. 认知障碍　D. 全身不自主抖动
   E. 记忆力障碍
3. 约束带的适用对象为　（　　）
   A. 谵妄、昏迷、躁动、昏迷不清的老年人　B. 特殊治疗期间的临时限制
   C. 不配合护理治疗的患者　D. 精神障碍的患者
   E. 哭闹的患儿
4. 约束带的使用原则为　（　　）
   A. 使用约束带应向家属解释清楚，取得患者及家属的同意
   B. 使用约束带应保护患者的自尊
   C. 约束带可以长时间使用
   D. 约束带只能短时间使用
   E. 使用约束带需要观察局部血运情况
5. 阿尔茨海默病患者居家环境有什么要求　（　　）
   A. 设施简单、光线充足、无门槛等障碍物
   B. 刀剪、药品、杀虫剂需收藏好

C. 生活环境要经常变换

D. 电源、天然气等开关要有安全装置

E. 常用物品应放置在固定的位置

【选择题答案】

1. ABCE　2. ABCE　3. ABCD　4. ABDE　5. ABDE

【评判性思考】

1. 阿尔茨海默病患者的居家环境布置与健康老年人有何区别？
2. 社区护士应如何指导阿尔茨海默病患者及家属进行日常居家护理？
3. 阿尔茨海默病患者发生激越行为时非药物治疗措施包括哪些方面？

项目四　老年骨质疏松患者的护理

【实验学时】

3学时。

【实验类型】

综合型实验。

【学习目标】

1. 熟悉老年骨质疏松患者常见的专科评估及评估方法。
2. 能运用所学的知识对骨质疏松导致骨折的患者实施护理。
3. 学会对患者进行健康指导与指导患者如何预防老年骨质疏松症。
4. 学会如何正确使用胸腰围支具。

【实验准备】

1. 血压表、体温计、皮肤保护剂、干净病号服、大小合适的支具等。
2. 学生课前准备：每实验小班学生平均分为4组，选出组长1人。课前通过小组复习、查阅文献等方法学习强化老年骨质疏松症的相关知识。

【临床案例】

患者，孙××，男，65岁，以“腰背部疼痛20 d”为主诉，遂就诊于我院。

20 d前因提重物后突感胸背部疼痛，伴腰部、右肩疼痛、活动受限等症状，卧床休息后，疼痛稍缓解。20年前接受胃大部分切除术，术后均以素食为主，吸烟20年，饮酒10年。患者发病以来意识清醒，精神可，食欲欠佳，睡眠欠佳，大小便正常，体重无减轻。体格检查结果：体温36.7 ℃，脉搏92次/min，呼吸20次/min，血压137/96 mmHg，一般情况佳，意识清醒。查体脊柱活动度异常，无侧凸、前凸、后凸，有压痛、叩击痛。辅助检查：经MRI示胸7椎体压缩性骨折并骨髓水肿，胸7/8椎间盘突出，腰4/5椎间盘突出。骨密度结果：-3.1（重度骨质疏松伴骨折）。2019年2月28日上午9:00在局部麻醉下行“经皮穿刺椎体成形术”。术后患者恢复良好，疼痛缓解，无不良并发症。

【实验内容与步骤】

一、案例讨论

1. 患者初次入院，责任护士如何对该患者进行接诊和入院后的专科风险评估？

学生分组，每组选 4 位同学进行角色扮演，1 名责任护士、1 名患者、2 名家属，分别进行评析。

2. 护士怎样对患者进行专科体格检查？

3 名同学进行角色扮演，1 名责任护士、1 名主管医生、1 名患者。进行体格检查，讨论分析。

3. 情景一：经体格检查与辅助检查后，诊断为"重度骨质疏松并椎体压缩性骨折"，遵医嘱患者严格卧床休息，而患者以不习惯床上大小便为由，坚持下床如厕。分析以下问题：

(1)护士如何与患者进行有效沟通，使患者知晓卧床的必要性和下床的危害性？

参考答案：患者卧床可减轻或者消除骨折部位的水肿、疼痛。下床可加重骨折的程度，对骨折部位造成二次伤害。

(2)护士如何指导患者在床上进行大小便？

参考答案：①护士应告知患者卧床大小便时易出现排便、排尿困难的情况，让患者不要焦虑；②告知患者可使用护理垫、尿不湿等辅助产品，还可以使用热敷、按摩腹部、听流水声等措施；③患者在大小便时要用屏风遮挡，注意保护患者的隐私。

4. 情景二：患者于 2019 年 2 月 28 日上午 9:00 在局部麻醉下进行"经皮穿刺椎体成形术"，11:00 返回病房。患者意识清醒，呼吸平稳，生命体征平稳，伤口敷料清洁、干燥，无尿管，无引流管，四肢活动好。

分析以下问题：

(1)术后患者的观察要点是什么？且需要评估哪些风险？

参考答案：①患者的意识、生命体征、伤口敷料情况、四肢活动情况等；②术后的主要风险评估有双下肢深静脉血栓的风险、压疮的风险、跌倒/坠床的风险、疼痛的风险等。

(2)患者于术后第二天下床活动，护士如何指导患者进行支具佩戴？

参考答案：如下"技能操作"所示。

(3)术后应该对患者进行哪些功能锻炼的指导？

参考答案：①踝泵运动，第一个屈伸动作，患者平躺或坐在床上，下肢伸展，大腿放松，将脚尖缓内勾，尽力使脚尖朝向自己，至最大限度时保持 5 ~ 10 s，然后脚尖绷直下压，至最大限度时保持 5 ~ 10 s，然后放松；②直腿引发运动，收紧大腿肌肉并保持膝关节伸直，当大腿肌肉收紧时，抬高脚步并使其离床稍有几厘米距离，维持 5 ~ 10 s 后慢慢放低。重复练习直到大腿感到疲劳。

5. 情景三：患者于术后第 4 天出院，担心出院后会再次因骨质疏松而发生骨折，心理负担重，需知晓预防骨折再次发生的措施。

分析以下问题：

(1)护士如何为患者制订出院后的行为指导及心理指导?

参考答案:①体位,术后患者选择硬板床卧床休息。术后搬东西时,要下蹲屈髋、屈膝,防止腰部扭伤。②适当休息,出院后应做到3个月内不负重、不弯腰、不做剧烈活动,正确使用腰围。③功能锻炼,平时应加强腰背肌的功能锻炼。④心理指导,医护人员和家人要多开导安慰,告知骨质疏松症日常活动的注意事项,要尽力协助患者生活护理,逐渐让患者适应角色,安心治疗和休养。

(2)护士如何指导患者预防骨质疏松?

参考答案:多食用钙质丰富食品,增加户外运动及日光浴,增加维生素D、维生素C及蛋白质等,还可进行药物干预,起居需注意避免摔倒,不可剧烈活动。

二、学生分组

每组学生代表发言,教师点评分析。

三、技能操作

1. 正确佩戴支具的方法

(1) 操作前评估与沟通:①评估患者年龄、体重、病情、意识状态、皮肤情况、活动耐力及配合度。②评估自理能力,身体有无移动障碍。③评估患者肢体是否舒适,了解肢体和关节处是否处于合理位置。④向患者解释,评估患者受伤脊柱的部位及背部卫生情况。

(2)操作过程:①携用物至患者床旁;②检查用物及支具性能;③核对患者床号、姓名、腕带、疾病及手术部位;③清洁患者背部皮肤,更换干净病号服,在皮肤受压处涂抹皮肤保护剂;④协助患者仰卧位,整理平整衣物;⑤翻身侧躺,带支具背心后片;⑥翻身平躺,带支具背心前片,系好支具背心;⑦根据患者的情况,调节合适松紧度再次核对患者信息;⑧整理床单位,询问患者是否舒适,交代注意事项;⑨整理用物,洗手。

2. 佩戴胸腰椎支具下床活动的注意事项

(1)预防跌倒摔伤:①穿合身的衣裤、合脚的鞋。②起身时应先侧躺,由护士或家属扶起患者上半身,患者双下肢顺势下垂于床旁。③常用物品放在随手可取处。④保持地面的干燥,随时注意滑倒。⑤离开床旁活动时尽量使用助行器。⑥如厕时可扶着墙壁或墙上把手,两腿前后分开,屈膝屈髋蹲下(尽可能使用坐便器),缓慢站起,必须有家属陪同,注意厕所门不能锁。

腰围佩戴方法

(2)预防皮肤压疮:①避免支具直接与皮肤接触,穿全棉内衣或棉质衬垫,利于吸汗,增加舒适感。②每日清洁皮肤及更换衬垫1~2次,并注意保暖。③内衣或衬垫需平整,不宜过紧,拆去扣子及其他附在衣服上的硬物。④合理饮食:饮食不宜过饱,少量多餐,避免导致急性胃扩张;多食水果、蔬菜,多饮水,保持大便通畅,避免增加腹压;去除支具后定时做腹部顺时针按摩,配合腹式呼吸以促进胃肠蠕动。

【操作评分标准】

老年骨质疏松患者的护理操作评分标准见表3-4。

表 3-4 老年骨质疏松患者的护理操作评分标准

项目	评价内容	分值	技术实施要点	扣分情况及存在问题
案例分析（20 分）		4	临床思维清晰	
		8	制订病情紧急预案迅速、全面	
		8	思考题回答正确	
护理技能操作（48 分）	支具佩戴的护理	6	支具佩戴的方法	
		6	支具大小、松紧度的观察	
	出院指导	7	饮食、下床活动的指导	
		7	定期康复的指导	
	围手术期护理	7	术前宣教	
		7	术后病情的观察	
		8	术后宣教	
人文关怀（12 分）		4	态度亲切、语言恰当	
		4	沟通有效	
		4	宣教内容正确	
团队合作（20 分）		4	医护人员衣帽整齐	
		4	情景设计合理，准备充分	
		4	组织有序，限时内完成操作	
		4	情景模拟生动	
		4	总结分析客观、全面	
总分		100		

【选择题】

A1 型题

1. 骨质疏松症患者需要给予的饮食是 （ ）
   A. 富含维生素　　B. 低盐饮食
   C. 高蛋白饮食　　D. 高脂肪饮食
   E. 以上都是
2. 骨质疏松症最典型的临床表现是 （ ）
   A. 畸形、疼痛、反常活动
   B. 疼痛、脊柱变形和发生脆性骨折
   C. 畸形、疼痛、弹性固定
   D. 高热、寒战、腹痛
   E. 晨僵现象

3. 原发性骨质疏松可用于的治疗药物不包括 （　　）

A. 钙剂　　B. 雌激素

C. 泼尼松　　D. 二膦酸盐

E. 活性维生素 D

A2 型题

4. 患者，孙先生，男，65 岁。因腰酸背痛 20 d 来我院就诊，经检查该患者有骨质疏松症，护士告知患者骨质疏松症的病因中错误的是 （　　）

A. 膳食结构不合理，缺乏钙质

B. 吸烟 、大量饮酒

C. 缺乏体育锻炼

D. 长期大量饮用浓茶、浓咖啡

E. 低钠饮食

X 型题

5. 腰椎术后患者常见的护理诊断有哪些？ （　　）

A. 疼痛：与术后伤口有关

B. 便秘：与术后活动受限有关

C. 有皮肤完整性受损的风险：与活动受限长期卧床有关

D. 潜在并发症：下肢深静脉血栓、肌肉萎缩

E. 恐惧、焦虑：与术后伤口疼痛及床上进行大小便有关

【选择题答案】

1. A　2. B　3. C　4. E　5. ABCDE

【评判性思考】

1. 胸腰椎支具是否需要 24 h 佩戴？
2. 通过对本章的学习，分析骨质疏松的易发人群是哪些。
3. 诱发老年骨质疏松的危险因素有哪些？

项目五 老年前列腺增生症患者的护理

【实验学时】

3 学时。

【实验类型】

综合型实验。

【学习目标】

1. 了解前列腺增生症的临床表现、辅助检查及处理原则。

2. 能综合运用男性留置导尿技术、密闭式膀胱冲洗技术、导尿管及膀胱造瘘管护理技术。

3. 掌握沟通技巧,实施人文关怀。

4. 熟练应用国际前列腺症状评分表。

【实验准备】

1. 物品准备:无菌导尿包、三腔导尿管、双腔导尿管、一次性膀胱冲洗装置、一次性无菌引流袋、换药包、络合碘消毒液、生理盐水,必要时备金属导尿管、尿道扩张器、心电监护仪、吸氧装置等。

2. 学生课前准备:将实验班学生平均分成 4 组,选出组长 1 人。课前组长分工,通过预习课本、查阅文献等认真学习前列腺增生症急性尿潴留应急处理的相关知识。

【临床案例】

患者,赵××,男,73 岁,以“进行性排尿困难 5 年,加重 10 h”为主诉急诊入院。入院诊断:急性尿潴留。无高血压、外伤和手术史。

【实验内容与步骤】

一、案例讨论

1. 患者紧急入院,护士如何接诊?

学生分组,每组选 5 位同学进行角色扮演,1 名护士、1 名患者、2 名家属、1 名医生。

2. 护士如何为患者进行体格检查和专科检查?

3 名同学进行角色扮演,1 名责任护士、1 名主管医生、1 名患者。进行体格检查和专科检查，讨论分析。

3. 情境一：入院后患者体温 36.5 ℃，脉搏 108 次/min，呼吸 22 次/min，血压 164/82 mmHg。患者意识清醒，烦躁不安。专科检查示耻骨上区可见半球形膨隆的膀胱，上缘至脐下水平，用手按压有明显尿意，尿道溢出少量淡黄色尿液，下腹部叩诊呈浊音。

分析以下问题：

(1)患者诊断为急性尿潴留，护士应立即配合医生实施哪些治疗措施？

参考答案：护士根据患者情况准备导尿包、导尿管、一次性无菌引流袋、络合碘消毒液、生理盐水，必要时备金属导尿管、尿道扩张器、心电监护仪、吸氧装置等。

(2)导尿管置入后，护士应采取哪些护理措施防止患者发生血尿和虚脱？

参考答案：①首次放尿不超过 1 000 mL，指导患者卧床休息，间隔 30 min 后再次放尿；②患者下床活动前再次评估并陪伴；③观察坐起、站立时有无头晕、恶心、血压下降、心率增快等症状和体征。

4. 情境二：因导尿管置入失败，在局部麻醉下行“耻骨上膀胱造瘘术”，术后留置膀胱造瘘管，患者非常焦虑，问护士“这个管子怎么护理呀？”

分析以下问题：

(1)膀胱造瘘管如何护理？

参考答案：①膀胱造瘘管接引流袋，造瘘口处用无菌敷料覆盖并固定，用导管固定装置将造瘘管固定在左、右下腹部皮肤上，根据患者活动度将引流袋固定在床旁或衣物上，粘贴导管标识；②护士定时巡视，及时发现造瘘管存在的问题并及时干预；③根据导管材质定期更换。指导患者保持管路通常、防止导管脱落、预防导管相关性感染。

(2)为明确尿潴留原因，护士需要指导患者做哪些专科辅助检查？

参考答案：前列腺癌特异抗原、直肠指检、彩超、尿流率、尿流动力学检查等。

5. 情境三：入院后前列腺超声检查示体积 45 mm×41 mm×35 mm，体积增大，内回声均匀，诊断为“良性前列腺增生症”，通过尿流动力学检查确认前列腺增生导致的下尿路梗阻，并排除膀胱逼尿肌无力；综合评估各项检查、检验结果，无手术禁忌证，在全身麻醉下行“经尿道前列腺电切术”，术后留置三腔导尿管。

分析以下问题：

(1) 为预防膀胱内形成凝血块，在连接膀胱冲洗装置时，护士应注意什么？

参考答案：①按照医嘱准备冲洗盐水；②连接膀胱冲洗装置，冲洗液需悬挂于输液架上，排气成功后将冲洗器接头与导尿管细孔连接，粗孔与引流袋连接；③冲洗前先排空膀胱，再调节冲洗液控制阀，根据尿液颜色调节速度，以淡红色或淡黄色为宜；④冲洗管路粘贴标识，区别于液体通路。

(2)留置尿管期间，护士应如何护理？

参考答案：①护士定时巡视，观察引流管固定装置是否牢固、导管外漏长度、导管标识是否清晰，尿道外口有无分泌物，尿液颜色、性质和量，有无拔管指征等；②保持尿道外口清洁，定期更换引流袋，指导患者预防导管脱落、预防导管相关性感染发生，发现导尿管存在问题及时干预。

6. 情境四：5 年前患者每天排尿 10 次，5 次有尿不尽感，日间 2～3 h 排尿 1 次，夜间排尿 3 次，无排尿等待、间断性排尿、排尿费力、尿线变细等症状，国际前列腺症状评分(international prostate symptom score，IPSS)6 分，给予生活方式指导，如减少咖啡因、乙醇、辛辣摄入，优化排尿习惯等。3 年前症状加重，IPSS 10 分，遵医嘱规律口服坦索罗辛缓释胶囊 0.2 mg，每晚 1 次，非那雄胺片 5 mg，每日 1 次，服药后上述症状有所好转，但停药后复现。

分析以下问题：

(1)请运用国际前列腺症状评分表评估患者症状的严重程度。国际前列腺症状评分(IPSS)见表 3-5。

参考答案：患者每天排尿 10 次，5 次有尿不尽感，符合第一条目，评估得分 3 分；日间 2～3 h 排尿一次，符合第二条目，评估得分 0 分；夜间排尿 3 次，符合第 7 条目得分 3 分，因此该患者 IPSS =6 分。

(2)患者症状评分 6 分，医生建议观察等待，护士如何指导患者生活方式？

参考答案：①改变生活嗜好，避免或减少咖啡因、乙醇、辛辣摄入；②合理液体摄入，适当限制饮水可缓解尿频症状，夜间和出席公共社交场合前限水，但每日摄入量不应少于 1 500 mL；③优化排尿习惯，伴有尿不尽症状者可采用放松排尿、二次排尿和尿后尿道挤压等；④精神放松训练，伴有尿急症状者可采用挤捏阴茎、呼吸训练、会阴加压等方法分散尿意；⑤膀胱训练，伴有尿频症状者可以鼓励患者适当憋尿，以增加膀胱容量和排尿间歇时间；⑥加强生活护理，对肢体和智力有缺陷的患者提供必要的生活辅助；⑦伴有便秘者应同时治疗。

表 3-5　国际前列腺症状评分(IPSS)

在最近 1 个月内您是否有以下症状？	无	在 5 次中				
		少于一次	少于半数	大约半数	多于半数	几乎每次
1. 是否经常有尿不尽感？	0	1	2	3	4	5
2. 两次排尿间隔是否经常小于 2 h？	0	1	2	3	4	5
3. 是否曾经有间断性排尿？	0	1	2	3	4	5
4. 是否有排尿不能等待现象？	0	1	2	3	4	5
5. 是否有尿线变细现象？	0	1	2	3	4	5
6. 是否需要用力及使劲才能开始排尿？	0	1	2	3	4	5
7. 从入睡到早起一般需要起来排尿几次？	没有	1 次	2 次	3 次	4 次	5 次
症状总评分	0	1	2	3	4	5

轻度症状：0～7 分；中度症状：8～19 分；重度症状：20～35 分

二、学生分组

每组学生代表发言，教师点评分析。

三、技能训练

1. 持续膀胱冲洗技术

适应证：清除膀胱内凝血块、黏液及在前列腺及膀胱电切术后预防血块形成。

方法与步骤：

(1)护士仪表端庄，衣帽整齐，洗手，戴口罩。

(2)评估：①患者自理能力配合程度；②膀胱充盈程度；③环境适宜，保护患者的隐私。

持续膀胱冲洗技术

(3)核对床头卡及腕带信息(床号、姓名、性别)，并反问式提问。核对冲洗液质量。

(4)解释操作目的、配合方法及重要性，协助患者取屈膝仰卧位。

(5)将冲洗装置与冲洗液连接挂于输液架上，排气一次成功(冲洗液距床的距离40～60 cm)。

(6)留置三腔导尿管，排空膀胱，观察引流液颜色、性质和量。

(7)将冲洗装置接头与入水口连接，调节控制阀，根据尿液颜色调节滴速，妥善固定引流管。

(8)冲洗管路和引流管路黏贴管道标识。

(9)核对停止医嘱，关闭冲洗装置调节阀，无齿血管钳夹闭三腔尿管入水腔，消毒后接引流袋或无菌封堵。

(10)观察记录。

2. 膀胱造瘘管的护理技术

适应证：经尿道导尿有禁忌或经尿道插管失败者。

方法与步骤：

(1)护士仪表端庄，衣帽整齐，洗手，戴口罩。

(2)评估：①患者自理能力配合程度；②膀胱充盈程度；③环境适宜，保护患者的隐私。

耻骨上膀胱造瘘管护理技术

(3)核对床头卡及腕带信息(床号、姓名、性别)，并反问式提问。

(4)解释操作目的、配合方法及重要性，协助患者取平卧位或半坐卧位。

(5)保持膀胱造瘘管口敷料清洁、无渗液。以高举平台法将造瘘管固定于左下腹或右下腹腹壁皮肤，标记管道名称、外露长度、管道置入日期和时间，根据患者活动范围将引流袋固定在床旁或衣物上，引流袋体外标记更换日期和时间。

(6)观察引流液颜色性质和量。

(7)指导患者活动或翻身前妥善固定，防止管道脱落；指导患者多饮水，防止导管相关性感染。

(8)拔管前间断夹闭，排尿后开放引流，观察自主排尿情况和残余尿量，拔管后用凡士林纱布和厚敷料封闭伤口，包扎固定。

(9)观察记录。

【操作评分标准】

前列腺增生症护理操作考核评分标准见表3-6。

表 3-6　前列腺增生症护理操作考核评分标准

项目	评价内容	分值	技术实施要点	扣分情况及存在问题
案例分析（20 分）		4	临床思维清晰	
		8	对临床表现、病情观察到位、全面	
		8	思考题回答正确	
护理技能操作（48 分）	病情观察	4	正确实施体格检查	
		4	正确实施专科检查	
		4	正确运用国际前列腺症状评分表	
	护理措施	4	观察等待期生活方式指导全面	
		4	急性尿潴留急救配合措施适宜	
	持续膀胱冲洗	4	认真执行核对制度	
		4	正确指导患者配合护理	
		4	遵循无菌原则，操作规范、熟练	
	导尿管或膀胱造瘘管护理	4	掌握适应证	
		4	熟练操作	
		4	无导管相关性感染	
		4	无导管脱落风险	
人文关怀（12 分）		4	态度亲切、语言恰当、沟通有效	
		4	保护患者隐私、注意保暖	
		4	宣教内容正确	
团队合作（20 分）		4	医护人员衣帽整齐	
		4	情景设计合理，准备充分	
		4	组织有序	
		4	情景模拟生动	
		4	总结分析客观、全面	

【选择题】

A1 型题

1. 老年人排尿困难最常见的病因是　　　　（　　）
   A. 排尿无力　　　　B. 神经源性膀胱
   C. 膀胱结石　　　　D. 尿道狭窄
   E. 良性前列腺增生
2. 关于尿潴留，下列哪项是错误的　　　　（　　）

A. 尿潴留可分急性和慢性两类
B. 急性尿潴留即是无尿
C. 慢性尿潴留多由膀胱出口以下尿路不完全梗阻所致
D. 可出现充溢性尿失禁
E. 导尿是治疗急性尿潴留的最常用方法

3. 膀胱刺激症状是指　　(　　)
A. 尿频、尿多、尿痛　　B. 尿多、尿频、腰痛
C. 尿频、腰痛、尿急　　D. 尿急、尿多、尿痛
E. 尿频、尿急、尿痛

4. 正常人每日生理需要的水摄入量是　　(　　)
A. 500 ~ 1 000 mL　　B. 1 000 ~ 1 500 mL
C. 1 500 ~ 2 000 mL　　D. 2 000 ~ 2 500 mL
E. 3 000 ~ 4 000 mL

5. 下列哪一项是前列腺增生最早出现的症状　　(　　)
A. 尿线变细　　B. 尿频及夜尿次数增多
C. 尿滴沥　　D. 急性尿潴留
E. 尿失禁

【选择题答案】

1. E　2. B　3. E　4. D　5. B

【评判性思考】

1. 护理老年前列腺增生症患者时，护士应如何向患者进行安全教育？
2. 排查前列腺癌需采集血标本，行血清前列腺癌特异抗原测定，影响因素有哪些？

项目六　老年退行性骨关节疾病患者的护理

【实验学时】

3学时。

【实验类型】

综合型实验。

【学习目标】

1. 熟悉老年退行性骨关节疾病常见的专科风险评估种类及评估方法。
2. 掌握助行器正确使用的方法,老年退行性骨关节疾病术后常见并发症及处理方法。
3. 能够指导患者有效地进行功能锻炼。

【实验准备】

1. 物品准备:量角器、拐杖、助行器等。

2. 学生课前准备:每实验小班学生平均分成4组,选出组长1人。课前通过复习、查阅文献等方法学习老年膝关节退行性骨关节疾病的相关知识。

【临床案例】

患者,李××,男,75岁,以"左膝关节疼痛5年,逐渐加重1年余"为主诉入院,患者于5年前无明显诱因出现左膝关节疼痛、活动受限,劳累时加重,休息后可缓解,未见下肢麻木、关节红肿、皮温增高等表现,未见发热、乏力等症状,未诊治。3年前,患者左膝关节疼痛较前明显加重,为求进一步诊治,来我院就诊。体格检查:体温36.8 ℃,脉搏80次/min,呼吸20次/min,血压150/92 mmHg,关节红肿、疼痛、活动中度受限、畸形,肌肉无萎缩,腹壁反射正常,肌张力正常,双下肢肌力V级,肢体无瘫痪。DR示左膝关节间隙变窄,骨质增生。门诊以"左膝关节骨性关节炎"为诊断收入我科,患者于2017年5月2日在全身麻醉下行"左侧人工全膝关节表面置换术",术后患者恢复良好,出院后左膝关节活动度恢复良好,无不良并发症。

【实验内容与步骤】

一、案例讨论

1. 患者初次入院,护士应如何对该患者进行接诊和入院后的专科风险评估?

学生分组，每组选 4 位同学进行角色扮演，1 名护士、2 名家属、1 名患者，分别进行评析。

2. 护士应如何配合医生为该患者行骨科相关体格检查？

3 名同学进行角色扮演，1 名患者、1 名主管医生、1 名病房责任护士，进行骨科体格检查练习，讨论并评析。

3. 情境一：患者行膝关节 DR 示左膝关节间隙变窄，骨质增生，“左膝关节骨性关节炎”诊断明确。患者手术适应证明确，术前检查未见明显手术禁忌，于 2017 年 5 月 2 日在全身麻醉下行“左侧人工全膝关节表面置换术”，术后安返病房，麻醉已清醒，诉左脚麻木。护士查看绷带松紧度并评估患者足背动脉搏动情况，嘱其行踝泵运动。

分析以下问题：

(1) 此时护士的做法是否正确？

参考答案：护士此时的做法正确。该患者诉左足麻木，首先考虑是否为术肢绷带缠绕过紧导致。护士应将手指插入绷带，检查绷带松紧情况（以一指为宜），同时观察患者术侧肢体活动情况。

(2) 针对该现象，护士应如何和患者及主管医师做好沟通？

参考答案：发现患者术侧肢体麻木，且绷带缠绕过紧，护士应第一时间告知主管医师，配合医师重新为该患者缠绕绷带，同时告知患者引起麻木的原因，减轻患者心理压力。

4. 情景二：患者返回病房 8 h 后，主管医师开立医嘱给药预防深静脉血栓形成。

注射用低分子量肝素钙（立迈青）[5 000 IU] 1 支
0.9% 氯化钠针 [10 mL:90 mg] 1 支　2 mL
} 皮下注射，每天 1 次

分析以下问题：

(1) 此时护士应如何与患者沟通并做好健康宣教？

参考答案：此时护士应告知患者该药物的主要作用及给药途径，取得其配合。同时，嘱患者注射完该药物后适当延长按压时间，预防皮下出血的发生。

(2) 如何进行健康宣教预防下肢深静脉血栓的形成？

参考答案：术后当日待患者清醒后即嘱其行踝泵运动、踝关节趾曲运动、股四头肌等长收缩运动等，同时应用抗血栓压力泵及低分子肝素钙等药物。

(3) 什么情况下应高度警惕患者发生了下肢深静脉血栓？

参考答案：当患者出现下肢疼痛、张力增高、皮温增高、腿胫增粗等现象时，应高度怀疑发生了下肢深静脉血栓。

5. 情景三：患者脚部麻木已缓解，双下肢肌力Ⅴ级，今日为膝关节置换术后第 1 天，切口引流管已拔除，患者遵医嘱行关节屈曲活动，但患者因疼痛不敢屈曲膝关节，哭泣并抗拒锻炼。

分析以下问题：

(1) 此时护士应如何与患者做好沟通，体现人文关怀？

参考答案：护士应安慰患者，同时查看患者使用止疼药情况，遵医嘱嘱患者应用口服镇痛药或追加电子镇痛泵剂量，教会患者自控镇痛。告知患者进行膝关节屈曲锻炼的重

要性，指导患者正确进行功能锻炼，鼓励患者积极行关节屈曲活动。

（2）护士应如何协助患者行关节屈曲锻炼？

参考答案：可协助患者向臀部移动脚踝，膝关节屈曲，并使足底不离开床面。使膝关节尽可能弯曲5～10 s，然后伸直，重复几次，直到疲劳或可完全弯曲膝关节。

6. 情景四：患者术后第6天，拟于近日出院，患者询问"护士，使用助行器应该注意些什么呢？我要怎么锻炼让腿恢复正常活动，不影响生活啊？"

分析以下问题：

（1）护士应如何协助患者正确使用助行器？

参考答案：患者初次下床活动时对患者做好宣教，防止发生体位性低血压；指导患者穿好衣裤，裤子长度不宜过长，穿防滑鞋，评估适宜患者活动的环境，地面无水渍，以免发生跌倒；行走时双手紧握助行器，重心前移，详见助行器的使用操作。

（2）请为该患者制订功能锻炼方案。

参考答案：①缓慢地将脚踝上下运动，每隔5～10 min练习几次。这项运动可在手术结束后立即开始，直到完全恢复。②收紧大腿肌肉，试着伸直膝关节，维持5～10 s，10 min内重复此练习10次，直到大腿感到疲惫。这项运动可在手术后患者清醒即开始，直到完全恢复。③收紧大腿肌肉并保持膝关节完全伸直，当大腿肌肉收紧时，抬高脚部并使其离床稍有几厘米距离，维持5～10 s后，慢慢放下，重复练习直到大腿感到疲惫。自术后第1天即开始练习，直到完全恢复。④向臀部移动脚踝，膝关节屈曲，并使足底不离开床面。使膝关节尽可能弯曲5～10 s，然后伸直，重复几次，直到疲劳或可完全弯曲膝关节。自术后第1天即开始练习，直到完全恢复。

二、学生分组

每组学生代表发言，教师点评分析。

三、技能训练

1. 助行器的使用

适应证：下肢缩短、一侧下肢不能支撑行走、步态异常等行走不稳的患者（如偏瘫、截瘫、截肢、膝关节置换术后等）。

禁忌证：老年痴呆、认知低下等不能独立使用助行器的患者。

操作步骤：

助行器的使用

（1）操作前核对、评估、与患者沟通：①核对患者的床号、姓名、性别等信息；②评估患者的病情、生命体征、协作程度，伤口敷料是否包扎完好，有无渗出；③评估患者周围环境，环境整洁，光线明亮，地面干燥无水渍，选择合适的衣裤和鞋袜；④检查助行器安全性能是否完好，防滑脚垫是否损坏，螺丝有无松动；⑤评估患肢敷料松紧度，患者感觉、血运、活动度。

（2）操作过程：携物品至患者床旁→协助患者站起→确定椅子或床是否稳定、牢固，将患者健侧腿支撑在地面上，身体向前移动到椅子或床的边缘，嘱患者用患侧腿同侧的手握住助行器手柄，健侧的手扶住椅子扶手或床缘，两手一起支撑用力，同时健侧腿发力站起，护士将助行器放置在患者正前方保持重心平稳→协助患者使用助行器。

【操作评分标准】

老年退行性骨关节疾病患者的护理操作评分标准见表3-7。

表3-7　老年退行性骨关节疾病患者的护理操作评分标准

项目	评价内容	分值	技术实施要点	扣分情况及存在问题
案例分析（20分）		4	临床思维清晰	
		8	制订护理方案全面	
		8	思考题回答正确	
护理技能操作（60分）	专科风险评估	4	正确选择风险评估量表	
		4	正确进行动态风险评估	
	病情观察	4	分析病情合理	
		4	评估方法全面准确	
	围术期护理	4	正确健康宣教	
		4	正确执行医嘱	
		4	术后病情观察全面准确	
	并发症的处理	4	及时发现并发症	
		4	正确对症处理	
		4	体位摆放正确	
	功能锻炼	6	正确指导患者功能锻炼	
	助行器的使用	2	评估周围环境及患者一般情况	
		2	检查助行器的性能	
		4	向患者解释操作方法及如何配合	
		4	协助患者下床，正确使用助行器	
		2	操作过程中注意观察患者有无不适，倾听患者主诉	
人文关怀（20分）		6	态度亲切、语言恰当，沟通有效	
		6	保护患者隐私	
		8	宣教内容正确	

【选择题】

A1 型题

1. 下列哪项不是人工全膝关节置换术的适应证　（　　）

A. 退行性膝关节骨性关节炎

B. 类风湿关节炎的膝关节晚期病变

C. 创伤性骨性关节炎

D. 膝关节结合强直后

E. 膝关节滑膜炎

2. 患者,李××,男,75 岁,在全身麻醉下行全膝关节表面置换术。术后 2 h,引流量 1 500 mL,患者出现烦躁不安、脉快,收缩压正常,脉压差减小,面色苍白,考虑是 (　　)

A. 疼痛引起　　B. 休克早期

C. 休克晚期　　D. DIC

E. 精神紧张引起

A2 **型题**

3. 患者行全膝关节表面置换术术后第 6 天,拟于近日出院,在该患者出院宣教中,不妥的是 (　　)

A. 减轻体重

B. 避免负重运动

C. 坚持每天自己爬楼梯

D. 必要时服用镇痛药物,缓解症状

E. 可以做游泳、打太极拳等对关节损伤小的运动项目

X **型题**

4. 骨性关节炎的治疗目的是 (　　)

A. 改善或恢复关节功能　　B. 彻底治愈关节炎

C. 矫正畸形　　D. 提高生活质量

E. 减轻或消除疼痛

5. 关于助行器的适应人群,以下正确的是 (　　)

A. 单侧下肢无力或截肢　　B. 全身或双下肢肌力降低

C. 膝关节置换术后患者　　D. 髋关节置换术后患者

E. 以上都正确

【选择题答案】

1. B　2. C　3. E　4. ACDE　5. ABC

【评判性思考】

1. 退行性骨关节病合并类风湿关节炎患者,能进行冰敷吗?
2. 患者使用助行器期间发生了跌倒,应如何应对?
3. 若患者出现了小腿部肿胀、皮温升高,护士应如何进行健康宣教?
4. 查阅相关文献,思考患者术后下肢肿胀程度与肌力是否有关?

参考文献

[1]程懿,柳园,曾小庆,等.日本吞咽障碍老人家庭营养管理的新进展介绍[J].中华老年多器官疾病杂志,2017,16(12):906-909.

[2]何泰.基于人性关爱的老年人沐浴椅设计研究[D].武汉:湖北工业大学,2018.

[3]中华人民共和国民政部.养老机构生活照料服务规范 Q/MYJZ 0001—2017[S].北京:中国标准出版社,2018.

[4]吴素虹.临床眼科护理学[M].北京:人民卫生出版社,2007.

[5]侯惠如,皮红英,杨晶.中国老年照护教学与实践指导[M].北京:人民卫生出版社,2018.

[6]张莹,王秋华.老年患者进食误吸原因及对策研究进展[J].中国护理管理,2011,11(10):80-82.

[7]顾安娜,黄磊花.糊状食物在预防无自理能力老年人食物误吸中的应用[J].中华现代护理杂志,2013,48(35):4336-4339.

[8]李小寒,尚少梅.基础护理学[M].6版.北京:人民卫生出版社,2017.

[9]姜小鹰.护理综合实验[M].北京:人民卫生出版社,2012.

[10]化前珍,胡秀英.老年护理学[M].4版.北京:人民卫生出版社,2017.

[11]李春玉,姜丽萍.社区护理学[M].4版.北京:人民卫生出版社,2017.

[12]黄岩松,李敏.老年健康照护(临床案例版)[M].武汉:华中科技大学出版社,2017.

[13]美国运动医学学会.ACSM运动测试与运动处方指南[M].王正珍,译.北京:北京体育大学出版社,2015.

[14]肖志凌.老年人健身运动的指导研究[J].护理研究,2009,23(12B):3204-3206.

[15]中华医学会老年医学分会,75岁及以上稳定性冠心病患者运动康复中国专家共识写作组.75岁及以上稳定性冠心病患者运动康复中国专家共识[J].中国老年医学杂志,2017,36(6):599-607.

[16]孙建萍,夏晓萍.老年护理学实训与学习指导[M].北京:人民卫生出版社,2014.

[17]唐玮,甘秀妮,刘章会,等.汉化Morse跌倒评估量表在中国临床护理中应用的可行性[J].中国医科大学学报,2010,39(11):943-946.

[18]周君桂,范建中.Morse跌倒评估量表与Berg平衡量表应用于老年患者预测跌倒风险的效果分析[J].中国康复医学杂志,2012,27(2):130-133.

[19]周君桂,范建中,庞战军.3种量表应用于老年患者跌倒风险评估的区分效度及相关性研究[J].中华物理医学与康复杂志,2011,33(6):422-424.

[20]史琳娜.临床营养学[M].北京:人民卫生出版社,2013.

[21]吴国豪. 实用临床营养学[M]. 上海:复旦大学出版社, 2006.
[22]姚树桥,傅文青,唐秋萍,等. 临床心理学[M]. 北京:中国人民大学出版社,2009.
[23]温斯顿. 支持性心理治疗导论[M]. 程文红,主译. 北京:人民卫生出版社,2010.
[24]杨艳杰,曹枫林. 护理心理学[M]. 4 版. 北京:人民卫生出版社,2017.
[25]韦璇,郑书传,赖鹏,等. 失眠的认知行为治疗对慢性失眠患者睡眠质量及催眠药使用的影响[J]. 中华精神科杂志,2017,50(1):47-50.
[26]中华医学会神经病学分会,中华医学会神经病学分会睡眠障碍学组. 中国成人失眠诊断与治疗指南(2017 版)[J]. 中华神经科杂志,2018,51(5):324-335.
[27]赵堪兴,杨培增. 眼科学[M]. 北京:人民卫生出版社,2013.
[28]罗汉萍. 眼耳鼻咽喉口腔科护理学[M]. 北京:科学出版社,2017.
[29]王志稳,肖顺贞, 刘宇,等. 痴呆患者激越行为的调查研究[J]. 中国全科医学,2003,6(5):397-399.
[30]中国老年医学学会认知障碍分会,认知障碍患者照料及管理专家共识撰写组. 中国认知障碍照料管理专家共识[J]. 中华老年医学杂志,2016(10):1051-1060.
[31]王欣,许蕊凤,郑群怡,等. 骨科护士规范操作指南[M]. 北京:中国医药科技出版社,2016.
[32]燕铁斌,尹安春. 康复护理学[M]. 4 版. 北京:人民卫生出版社,2017.
[33]李春会,李惠玲,邹叶芳. 中老年髋膝关节置换术后患者下肢深静脉血栓的综合干预策略研究等[J]. 中华护理杂志,2015,50(5): 532-536.
[34]朱晓影. 预防骨科患者跌倒的流程管理[J]. 护理学报, 2011,18(1B):25-26.
[35]金歌,刘延锦,王俊平,等. 表盘式轮换注射法在皮下注射低分子肝素中的应用[J]. 护理学杂志, 2015,30(19): 44-45.
[36]那彦群,叶章群,孙颖浩. 中国泌尿外科疾病诊断治疗指南[M]. 北京:人民卫生出版社,2014.
[37]何玉莲. 最新泌尿外科临床护理精细化操作与优质护理服务规范化管理及考评指南[M]. 北京:人民卫生出版社,2011.
[38]李乐之,路潜. 外科护理学[M]. 6 版. 北京:人民卫生出版社,2017.
[39]丁炎明. 泌尿外科护理工作指南[M]. 北京:人民卫生出版社,2017.